キラーストレス

心と体をどう守るか

NHKスペシャル取材班

NHK出版新書
503

キラーストレス　心と体をどう守るか　目次

※本書に登場する人物の年齢、所属、肩書等は、番組取材時のものです。

はじめに——「人生が輝き出すストレス対策」

うつ病で死んでいく哀れな魚

「サカナだって、ストレスにやられると『うつ』になるって知ってます!?」

私たちが「キラーストレス」の企画を、NHK局内の番組編成を決める責任者に売り込んだときのセールストークである。

一匹の小魚を、どう猛な天敵魚がいる実験水槽に入れる。小魚は当然、捕食されまいと懸命に逃げ回るわけだが、実のところ、天敵は見えないガラス板の向こう側にいて、小魚の身に危険が及ぶことはない。ストレスだけを与えることを企図している。緊張状態にある小魚は、天敵のちょっとした動きにも〝ビクン〟と反応する。

やがて、小魚は水槽の底でほとんど動かなくなる。ストレスによるうつ状態である。餌を食べなくなり、死んでしまうこともあるらしい。

もし、あなたがサラリーマンならば、嫌な上司や厳しい取引先に囲まれ、日々ストレスで押しつぶされそうになっているわが身を、この哀れなうつの小魚に重ねてはしまわないだろうか。

ストレスとともにある生

私たちはオギャーとこの世に生まれ落ちたその瞬間から、ストレスとともに生き、ストレスから逃れようともがき続け、ストレスから完全に解放されることなく死んでいかねばならない。

生きることとは、すなわち、ストレスとともにあること——

紀元前に東洋の賢人が「一切皆苦《いっさいかいく》」という言葉を生み出したが、ストレスと闘うことは私たちにひとしく与えられた宿命であり、それは二一世紀のいまも変わらない。

しかし、ここは強調させていただきたい。人類はストレスとの負け戦に気が遠くなるほどの時間を費やしてきた。けれどもその途上で、想像を超える収穫を手にしている。平たく言えば、それはストレスの正体を解き明かす科学の進歩である。特にごく最近明らかになったストレスに関する知識や実践法は、知っている人と知らない人、やっている人とやらない人の間で、「人生の輝き」に大きな差が生まれてしまうほどのものなのだ。

本書は、その研究と実践の最前線へあなたを誘っていく。

そして、読み終わったあなたは、次々と襲い掛かってくるストレスのひとつひとつを、まるで「止まったボール」のようにしっかりと見据え、「科学的に効果が立証された対策という名のバット」による強烈なスイングを次々と繰り出すことになるだろう。

ストレスに翻弄されて心をすり減らし、体をむしばまれてきた日々に別れを告げる。

私たちは、水槽の底で怯える小魚であることから脱することができるのだ。

必要なところから読み始めてほしい

では、この本の全容を眺めていきたい。

まず題名の「キラーストレス」。これは学術用語ではなく、番組を制作するにあたって、私たちがひねり出した造語だ。

「あなたが抱えているそのストレス、下手をすると将来の死因になってしまうかもしれませんよ」

そんな不穏な警告を込めたメッセージである。同時に、どうやってストレスは人を殺すのか、その対策はどんなものなのか、といった流れを連想していただくことを意図している。本書もこの流れを引き継いだ構成となっている。

第一章では読者に「ストレスチェック」を試していただく。簡単にできるものだが、すごいところは、あなたが抱えているストレスが、近い将来、病気を引き起こすかどうかを予測してしまうことだ。ここで判明するストレスの度合いは、多くの人にとって意外なものとなるだろう。自分のことほど分からないものなのだ。ストレス対策の出発点は、どのような原因のストレスが、どれだけ自分にふりかかっているかに「気づく」ことにある。まずはだまされたと思って試していただきたい。

第二章と第三章は、ストレスがどのような方法で、体と心をむしばんでいくのか、最新の知見が集められている。ストレスが脳と身体を破壊していく過程の恐ろしさを実感し、第四章～第六章で紹介する対策法が、なぜ有効なのかを理解するための知識となる。ただし、「とにかく早くストレスの解決策を知りたい」という読者は、一気に後半に飛んで、疑問が生じたところで戻ってきていただくのもよいかと思う。

後半は、自信を持ってお勧めする各種のストレス対策である。どれをとっても、しんどくないし、難しくないものばかりだ。

第四章は、生理学的な角度からストレスに負けないための運動と食生活とはどのようなものなのか、最新情報が収められている。

続くふたつの章では、心理学的、精神医学的な角度からのストレス対策を紹介する。実際にやってみると「効いてるな」「気分がいいな」といった実感を得ることができるものだ。

第五章で取り上げる「コーピング」という方法は、現在、臨床心理の世界で主流となっている認知行動療法を、健康な人のストレス対策に応用したものだ。

第六章で取り上げるのは、近年、一種のブームになっている「マインドフルネス」。書店に行けば数多くの関連本が並んでいる。しかし、今回のNHKスペシャルで取り上げられるまで、テレビという媒体では、ほとんど報じられることはなかった。「まじないのようで怪しい」「本当に効くのか」などの批判を恐れてのことだ。今回はこのような反響にきちんと対応ができるように、マインドフルネスの効果や、メカニズムを科学の視点で解き明かしている研究者に直接会い、徹底した取材を行った。

それらの成果をまとめた本書では、なぜマインドフルネスがストレス対策として有効なのか、科学的な面から考察を重ねた上で、基本的なノウハウを学べる構成になっている。

そして、最後に未来への提言として子どもへのストレスについて言及した。現代社会に生きるわれわれが、どのようにすれば子どもたちを極度なストレスから守ることができるのか、ぜひ一緒に考えていただきたい。


本書を著したのは、NHKスペシャルシリーズ「キラーストレス」のディレクター、青柳由則（第一・三・四・終章執筆）と梅原勇樹（第二・四・五・六・終章執筆）。両名はそれぞれNHKの科学系番組と教養系番組を代表するベテラン制作者であり、制作した番組はこれまでも社会に少なからぬインパクトを与えてきた。そして今回も、世界に散らばる研究と実践の最前線に赴いて丁寧な取材を行い、他の書籍やインターネットにはない知見を持ち帰った。

時間の制約がある番組内では紹介しきれなかった情報もあますことなく収めている。

それでは準備が整ったところで、ご一緒に、ストレスがあふれている水槽から飛び出すための旅へ出発したいと思う。

NHK大型企画開発センター　チーフ・プロデューサー　矢吹寿秀

第一章　これがキラーストレスの正体だ

アクセスが殺到！　大反響のストレスチェック

早速、読者にはこれからご紹介する「ライフイベント　ストレスチェック」を試していただきたい。ストレスを減らすために必要なのは、自分はいま「どんなストレス」を、「どれくらい抱えているのか」を知ることだ。

番組内で紹介したこのストレスチェックを、放送終了後、NHKスペシャルの公式ページで公開したところ、予想を大きく超えるアクセスがあった。

「いま、あなたはストレスがたまっていますか？」と質問されたら、どう答えるだろうか。「多少はストレスを感じているが、たいしたことはない」と答える人が多いのではないかと思う。

ところが、実際に試してみた視聴者からは、「○○だった。ヤバイ！」「あるとは思っていたけれど、ここまでとは……」といった声が多数ツイートされたほか、中には相当深刻な状態が判明した人もいて、ネット上には悲痛な声があふれた。

ストレスチェックの方法は簡単だ。この一年間に自分が経験した項目にチェックを入れていき、その項目の右側に書かれた点数を合計していく。チェックはいくつ入れてもよ

ライフイベント　ストレスチェック

配偶者の死	83
会社の倒産	74
親族の死	73
離婚	72
夫婦の別居	67
会社を変わる	64
自分の病気や怪我	62
多忙による心身の過労	62
300 万円以上の借金をした	61
仕事上のミス	61
独立・起業する	61
単身赴任	60
左遷	60
家族の健康や行動の大きな変化	59
会社の立て直し	59
友人の死	59
会社が吸収合併される	59
収入の減少	58
人事異動	58
労働条件の大きな変化	55
配置転換	54
同僚との人間関係	53
法律的トラブル	52
300 万円以下の借金をした	51
上司とのトラブル	51
抜てきに伴う配置転換	51
息子や娘が家を離れる	50
結婚	50
性的問題・障害	49
夫婦げんか	48
家族が増える	47
睡眠習慣の大きな変化	47
同僚とのトラブル	47
引っ越し	47
住宅ローン	47
子どもの受験勉強	46
妊娠	44
顧客との人間関係	44
仕事のペースが変わった	44
定年退職	44
部下とのトラブル	43
仕事に打ち込む	43
住宅環境の大きな変化	42
職場の人数が減る	42
社会活動の大きな変化	42
職場の OA 化	42
家族構成の変化	41
子どもが新しい学校へ変わる	41
法律違反（軽度）	41
同僚の昇進・昇格	40
技術革新の進歩	40
仕事のペース・活動が増えた	40
自分の昇進・昇格	40
妻（夫）が仕事を辞める	40
仕事の予算不足	38
自己の習慣の変化	38
個人的成功	38
妻（夫）が仕事を始める	38
食習慣の大きな変化	37
レクリエーションが減った	37
仕事の予算の充実	35
長期休暇	35
職場の人が増える	32
レクリエーションの増加	28
収入の増加	25

く、似たような項目があってどちらにチェックを入れるか迷ったときは点数の高い方に入れることを原則とする。

評価の基準は、

●二六〇点以上⇓ストレスが多い要注意の段階

●三〇〇点以上⇓病気を引き起こす可能性がある段階

自分のストレスを正しく認識するためにも、ぜひ試していただきたい。

ストレスとは「変化」である

さて、あなたの合計点数はいくつだっただろうか？　意外に高い点数が出たのではないだろうか。その原因は恐らく、「結婚」「仕事に打ち込む」「仕事のペース・活動が増えた」「個人的成功」「レクリエーションの増加」「収入の増加」といった、一般的には「いいこと」「嬉しいこと」にカウントされるライフイベントが、ストレスを構成するものとして挙げられているからではないだろうか。

果たして、その真意はどこにあるのだろう。

この「ライフイベント　ストレスチェック」、元々はアメリカの心理学者トーマス・ホルムスとリチャード・ラーエが考案したストレスの評価の方法を、大阪樟蔭女子大学名誉教授で精神科医の夏目誠氏らが、日本人を対象としたストレスの調査・研究をベースに、作り直したものである。

ここから、ストレスとは何かを改めて定義してみると、それは「変化」であるといえるだろう。いいことであるにせよ、悪いことであるにせよ、ある状態から別の状態へと大きな変化があったとき、人間はそれをストレスとして受け止める。「結婚」や「成功」がリストアップされているのは、そのためだ。

もうひとつ、この表から読み取れる重要なメッセージは、「生きている限り、ストレスがない状態はあり得ない」ということだろう。「配偶者に先立たれる」こともストレスなら、「子どもや孫が誕生して新しい家族が増える」こともまた、ストレスなのだ。言ってみれば、人間の誕生から死までが、すべてストレスの原因になり得る。だから、生きている限り、ストレス・フリーの状態が訪れることはないのである。

夏目氏が強調するのは、ストレスは仕事とプライベートの両方の領域で発生し、それを合算したボリュームが大きくなったときに、命にかかわるような危機として迫ってくるということだ。

夏目氏は、このように続ける。

「働き盛りの年代の方は、ストレスというと、会社でのストレスばかり思い浮かべてしまいがちですが、自分だけでなく家族を含めた健康問題や、身近な人の死、子育ての悩み、そして夫婦間のトラブルなど、プライベートなライフイベントもストレスの源になるのです。そうしたストレスから受けるダメージは、仕事のストレスから受けるダメージ同様、決して小さなものではありません」

この言葉は、まさに筆者の結果にピタリと合致するものだった。

ちなみに合計点は、自分の予想をはるかに上回って三〇〇点を越える〝高得点〟だったが、思い起こせばこの一年の間に、部署の異動や複数の特集番組の制作が重なるといった仕事上のストレスがあったばかりでなく、住宅ローンを抱えるといったプライベートな面でのプレッシャーもあったのだ。

その結果の高得点だったわけだが、重要なのは、自分が病気を招き寄せるほどの大きなストレスをため込んでいるという自覚が、まったくなかったことだろう。

ストレスで死にたくないあなたへ

あなたが日常の中でなんとなく感じているストレス。それは知らず知らずのうちにあなたの命を脅かす「キラーストレス」になるかもしれない……。

この日、国立循環器病研究センターにキラーストレスが原因と疑われる患者が搬送されてきた。吉田勉さん（仮名）、五〇歳だ。

現場に緊張感が走る。救急隊員がセンターの医療スタッフに発症時の状況や現状を的確に伝えながら、吉田さんをストレッチャーに移し、病院の中へと運び込んでいく。

吉田さんは朝起きたとき、これまでに感じたことのない強い胸の痛みに襲われ、家族が救急車を呼んだ。血圧が高くなり、脈が乱れている。

三か月前に仕事を失い、新しい職を探している最中の出来事だった。

「血圧が高かったのはストレスが原因でしょう」と医師は言う。

そしてある病気を疑っていた。心筋梗塞だ。心臓は二四時間、三六五日拍動を続けるために、大量の酸素と栄養を必要とする。心臓には数多くの血管が張り巡らされていて、この血管がつまることにより心筋梗塞は発症する。心臓への血液の供給が乏しくなると、拍動が不安定になり、最悪の場合は停止してしまう。「突然死」にも結びつく、恐ろしい病気なのだ。

吉田さんの心臓の状態を詳しく検査した結果、所見の通り、心筋梗塞を起こしていることが明らかになり、緊急入院となった。

心臓血管内科部長の野口暉夫《のぐちてるお》氏は、この病の恐ろしさを次のように表現した。

「胸が痛いと言って救急車を呼んだものの症状が落ち着き、端から見れば元気そうにしていた人が、次の瞬間、白目をむいて心停止ということがあるんです」

吉田さんの場合、動脈硬化によって心臓の血管が細くなり、つまりやすいという下地があった。そこにストレスが加わったことが、症状を悪化させたと考えられる。ストレスには私たちの想像を絶するような威力があることを、ぜひ知ってほしい。

NHKの世論調査(二〇一五年一〇月二四日~一一月一日/全国の一六歳以上、二四〇〇人を対象に実施/調査有効数は一五七三人)では、「仕事でストレスを感じることがある」と答えた人は、なんと八四%。たいていの人がストレスを意識しているということが分かるが、その中でどのくらいの人が、命に関わる問題として捉えているだろうか。

ストレスを甘くみてはいけないのだ。ストレスはある条件が重なると、命を奪う病の原因へと形を変えていく。私たち取材班はこのストレスを「**キラーストレス**」と名付け、その正体を追うことにした。

最先端の研究では、キラーストレスの詳細なメカニズムが解明されつつある。例えば「ガン」。ストレスが遺伝子を操り、ガン細胞を増殖させる仕組みが明らかになってきた。

さらに現代社会で急増している「突然死」においては、ごく普通の細菌がストレスに刺激されることによって「殺人細菌」へと姿を変え、突然死を引き起こすことが分かってきたのだ。

世界中で加速するキラーストレスの研究。生理学や心理学、脳科学などさまざまな分野の研究者がその解明に挑んでいる。

ストレス反応はこうして生み出された

私たちにとってストレスは、ごくありふれたものだ。

通勤で満員電車に乗ればイライラし、上司から叱責されれば意気消沈、そりの合わない上司と飲みに行けば心身ともに疲弊する。

仕事をしている人だけがストレスにさらされているわけではない。専業主婦（夫）もストレスを感じている。一人でこなす家事や育児、気を遣うママ友との付き合いやPTA活動、否応なしに近所のトラブルに巻き込まれることだってある。

「ストレス」の概念を定義すると同時に、生体の中で引き起こされる反応の〝意味〟を追究してきた著名な科学者たちがいる。ハーバード大学のウォルター・B・キャノン（一八七一〜一九四五）やカナダのモントリオール大学のハンス・セリエ（一九〇七〜一九八二）だ。彼らの研究から、ストレスによって引き起こされる反応は、私たちが進化の過程で獲得してきた「身を守る仕組み」であることが明らかになっている。

現代に生きるわれわれは、ストレスを悪影響を及ぼすものとして捉えているが、セリエたちによると、太古の人類にとっては決して「悪しきもの」ではなかったという。それはなぜなのか。

次の言葉が端的に表している。

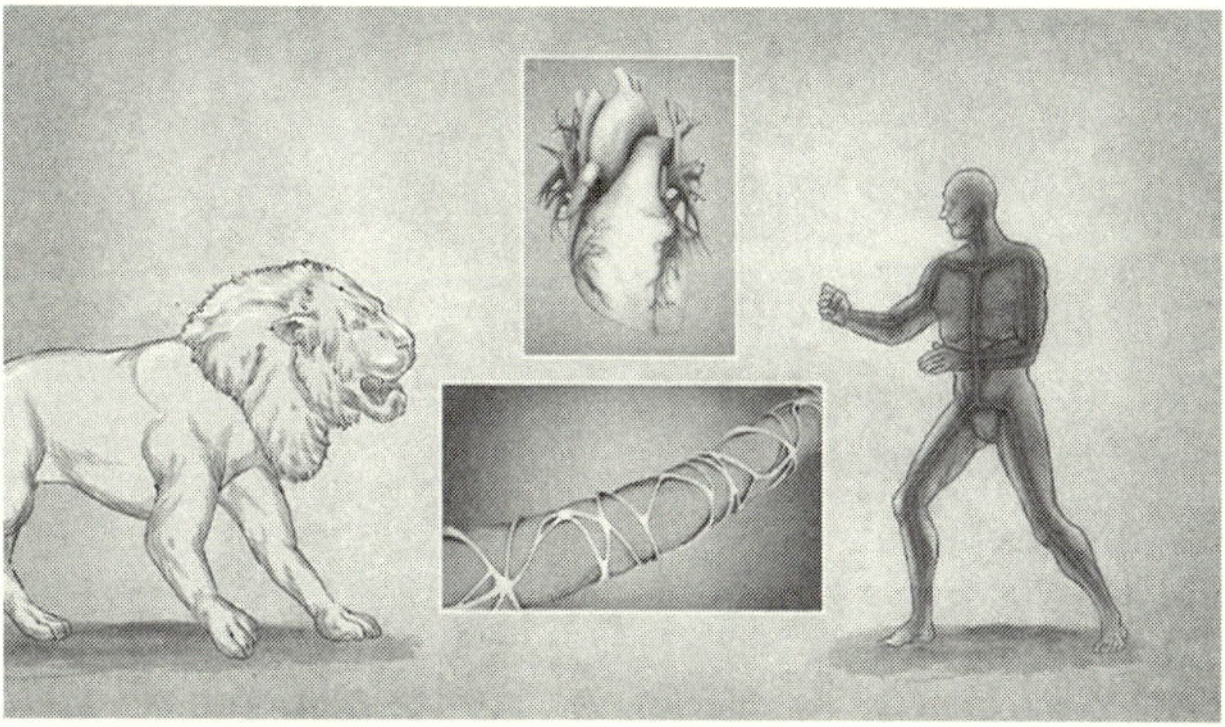

人類が進化の過程で生み出した、身を守る仕組みがストレス反応

闘争か逃走か――

いまから数万年前。私たちの祖先がもっぱら狩猟で生きていた頃、周囲には、多くの天敵が潜んでいた。どう猛な動物にいつ襲われるか分からない。万一、出会ってしまったときはどうするか。命がけで闘うか、もしくは必死で逃げるしかない。このような追いつめられた場面で威力を発揮したのが、「ストレス反応」だ。

人間の体は危険に遭遇したとき、心拍数が増え、血圧が上がるようにできている。また、肝臓から糖が放出されて血糖値が上昇すれば、エネルギー源が全身に供給される。闘う態勢、逃げる態勢の双方が、瞬時に準備されるのである。

このように、ストレス反応とは、私たちの祖先が「命をつなぐために進化させた大切な体の機能」だったのだ。この仕組みの精妙さを知ると、思わず「ストレス反応ってすばらしい」と言いたくなってしまうのだが、ことはそう単純ではない。

もはや、

猛獣のような天敵はいない――

のである。

ところが、この天敵相手に働いていた恐怖や不安を感じると反応する仕組みが、われわれの体の中にはいまなお残っていて、精神的な重圧を感じたときに働くようになったのだ。

脳研究の最前線に迫る

ストレス反応のメカニズムを探るにあたり、まず、私たちは脳に関する研究をリサーチすることにした。最新の研究論文を読み進めていくうちに、ストレスを感じると、脳のある個所が反応することを知った。脳の中に、「ストレスの引き金」となる部分が存在するというのである。

最初に取材に向かったのは、アメリカのミズーリ州、セントルイスにあるワシントン大学である。ダウンタウンからハイウェイを一五分ほど走ると、広大なキャンパスが目の前に姿を現す。何棟も連なる建物が、朝日を浴びて文字通りレンガ色に輝いている。

同大学は脳の研究で世界の最前線を走っている大学のひとつであり、認知症や脳機能の研究で世界的に注目を集めている。

ここでは、人間の心身に起こる変化を測定する研究を行っているという。どのような方法で、ストレスをかけるのだろうか。

ストレスが脳に及ぼす影響

研究室のドアを開けると、ライアン・ボグダン准教授が取材クルーを迎え入れてくれた。彼の専門は「脳機能の研究」だ。主にストレスが加わったときの脳の変化をリサーチしている。

研究室では、すでに実験の準備が始まっていた。スタッフの女性が、テキパキと機材のセッティングをしている。スポットライト、ビデオカメラ、そしてテレビモニターを小さな部屋の中に次々と並べていく。これらは、被験者にストレスを感じさせるための「小道具」なのだとスタッフが教えてくれた。被験者である大学で働く若い女性が現れ、いよいよ実験開始だ。

被験者は二台の強烈なスポットライトで全身を煌々《こうこう》と照らされている。すぐ近くでビデオカメラが回り、自分の姿がモニターに映し出されている状況だ。ステージの上にひとりで立たされた女優のようなものだ。これだけでも、ストレスを感じざるを得ない環境であることは十分想像できると思うが、この環境下で、本格的に負荷がかけられていく。

この実験のマニュアルは、正確なデータをとるために、同じレベルのストレスが各被験者にかかるように工夫されているという。

最初に行われたのは「疑似面接」だ。

白衣を着たふたりの研究スタッフの女性は、不機嫌そうな顔をしている。

被験者の女性は、採用面接さながら、日常業務において自分がどれだけ大学に貢献しているかをアピールする。必死に訴える姿は真剣そのもので、およそ「疑似」とは思えない。女性の額にうっすらと汗が浮かんでいく。

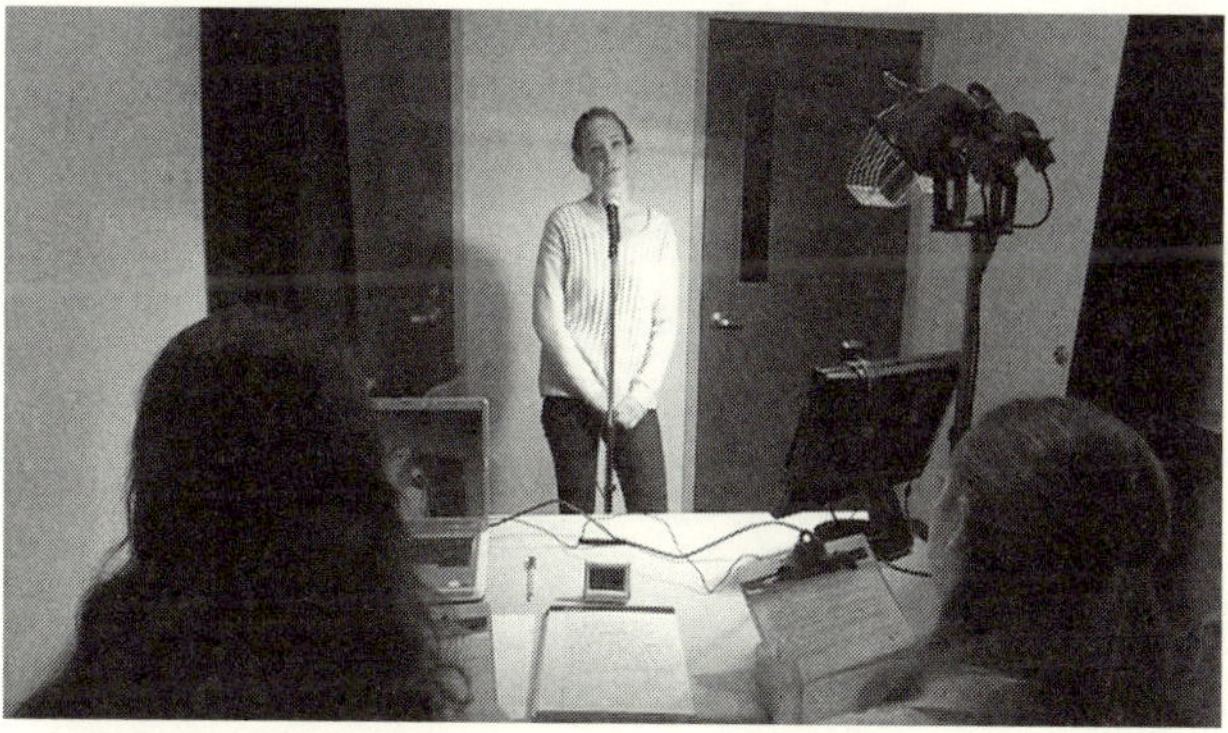

圧迫感のある狭い実験室で、マイクの前に立たされる被験者

面接が終わると、新たな課題が与えられた。

「一八七三から一七ずつ引いていってください」

回答が少しでも遅れると、

「早くして！」

研究スタッフから厳しい指示が飛ぶ。

被験者にストレスがかかっていることは明らかで、みるみるうちに顔が紅潮していくのが分かる。その緊張はこちらにも伝わるほどであった。

「ええと、一八二三……」

「違うわ！　最初からやり直し！」

被験者の顔がゆがみ出した頃、スタッフのひとりが時計に目をやって、実験の終わりを告げた。

女性はようやくホッとした表情を浮かべ、男性研究員とともに、測定室へと移動していった。

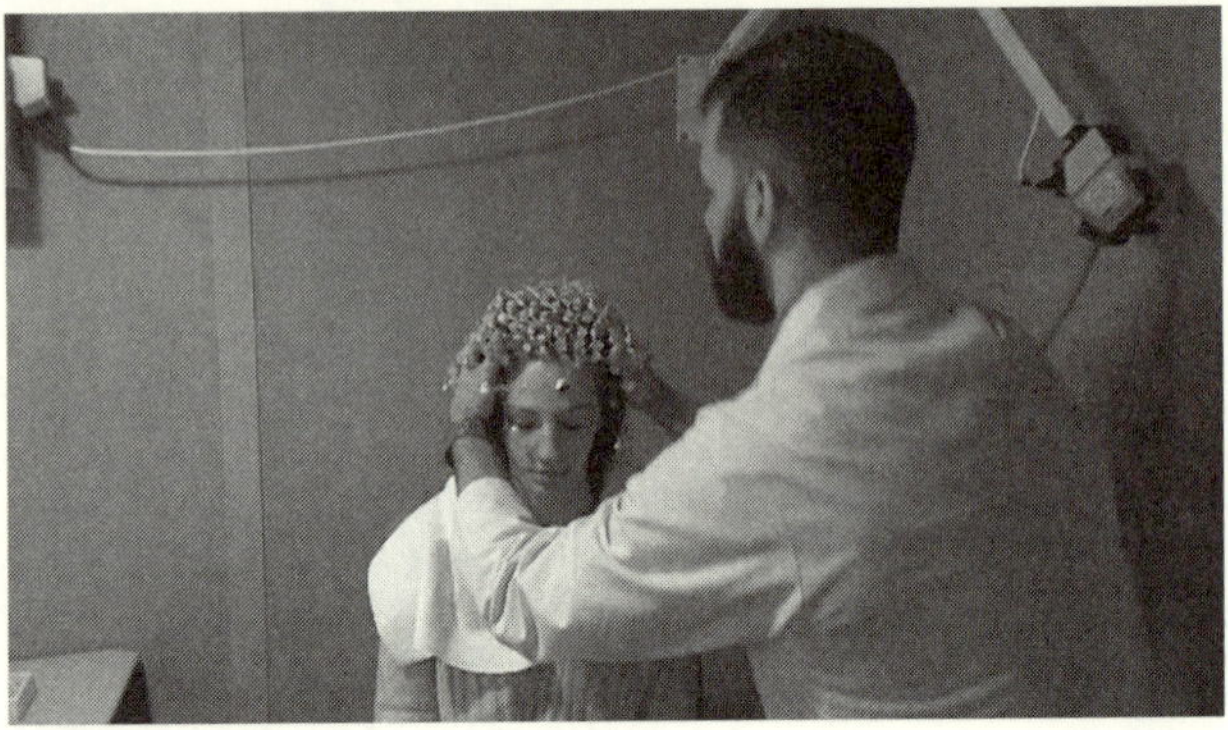

脳波の測定に欠かせない高密度脳波計

引き金となるのは扁桃体《へんとうたい》

測定室は分厚い金属の扉で仕切られていた。外部からのノイズを遮断して、正確に測定をするためだ。

被験者の女性の頭に、研究員の男性が慣れた手つきで脳波計のセンサーを取りつけていく。ネットの上にきれいに並べられたセンサーは、まるで織物のようであり、取りつけるというよりは、女性の頭にかぶせるといった方がいい。

高密度脳波計と呼ばれるこの測定器は、脳のどの部分が、いつ、どのように働いているかを同時に複数のチャンネルで見ることができるという。

測定室の中に被験者の女性が入り、脳波の計測が始まった。

研究員の指示に従って、モニターに映し出される簡単な設問を解いていく。こうやってストレスがかかったときの脳の働きをリサーチする。

隣接する操作室では、ボグダン氏と研究員がモニターに出てくる脳波計の波形を見つめていた。測定は上手くいっているようだ。

研究員が測定の終わりを告げて部屋を出て行くと、被験者の女性は、ようやく緊張状態から解放された様子で笑顔を見せた。

「予想していた以上のストレスでした。特に計算問題ね。スタッフから『間違い！』と言われたときは、計算に集中できませんでした。疑似的な環境だとは分かっていても、感じたストレスは本物だったわ」

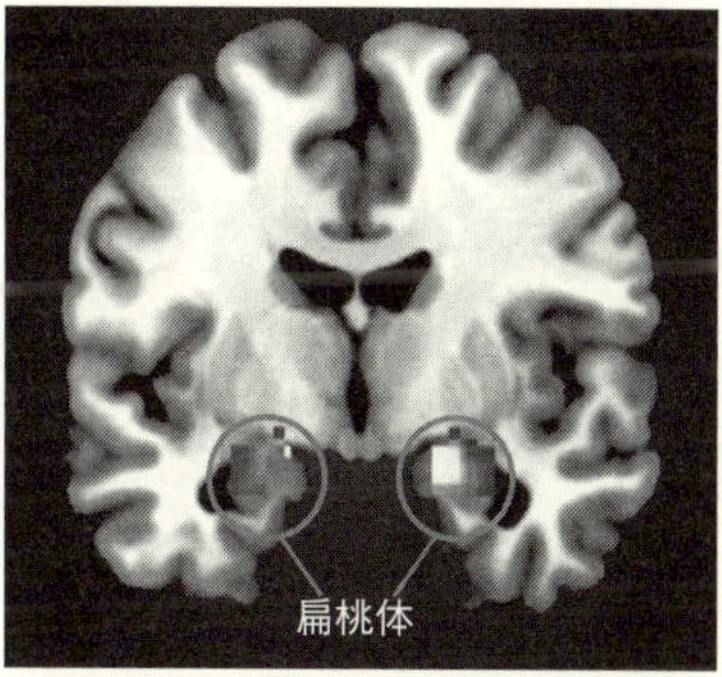

「扁桃」はアーモンドの別名。ストレス反応の引き金となる場所（ワシントン大学提供）

ボグダン氏がディスプレイに被験者の脳の画像を映し出した。脳の中央下部の左右に位置するアーモンドのような形をした部分が、赤くなっている。

「この赤い部分を扁桃体といいます。恐怖や不安を感じるとここが最初に反応し、体全体へと広がっていくのです」

つまり、扁桃体がストレス反応を起こす「引き金」となるのだ。この反応が大きければ大きいほど、その後に起こるストレス反応も大きくなっていく。

ストレス反応のメカニズム

ここで、ストレス反応のメカニズムを押さえておこう。このプロセスは大変に複雑なものなのだが、ここでは重要なポイントだけを紹介することにする。

私たち人間が不安や恐怖を感じると、ボグダン氏の研究で見たように、まずは扁桃体が興奮を始める。その扁桃体から「不安や恐怖に対処せよ」という指令が、脳の「視床下部《ししょうかぶ》」という部分に伝えられる。視床下部は大脳の奥深い場所にある「間脳」と呼ばれる部分にあって、自律神経やホルモンの分泌、情報伝達に関わっている。

指令は次に副腎《ふくじん》に届く。すると、副腎はストレスホルモンと呼ばれる物質を分泌し始める。コルチゾール、アドレナリン、ノルアドレナリンといったホルモン群だ。

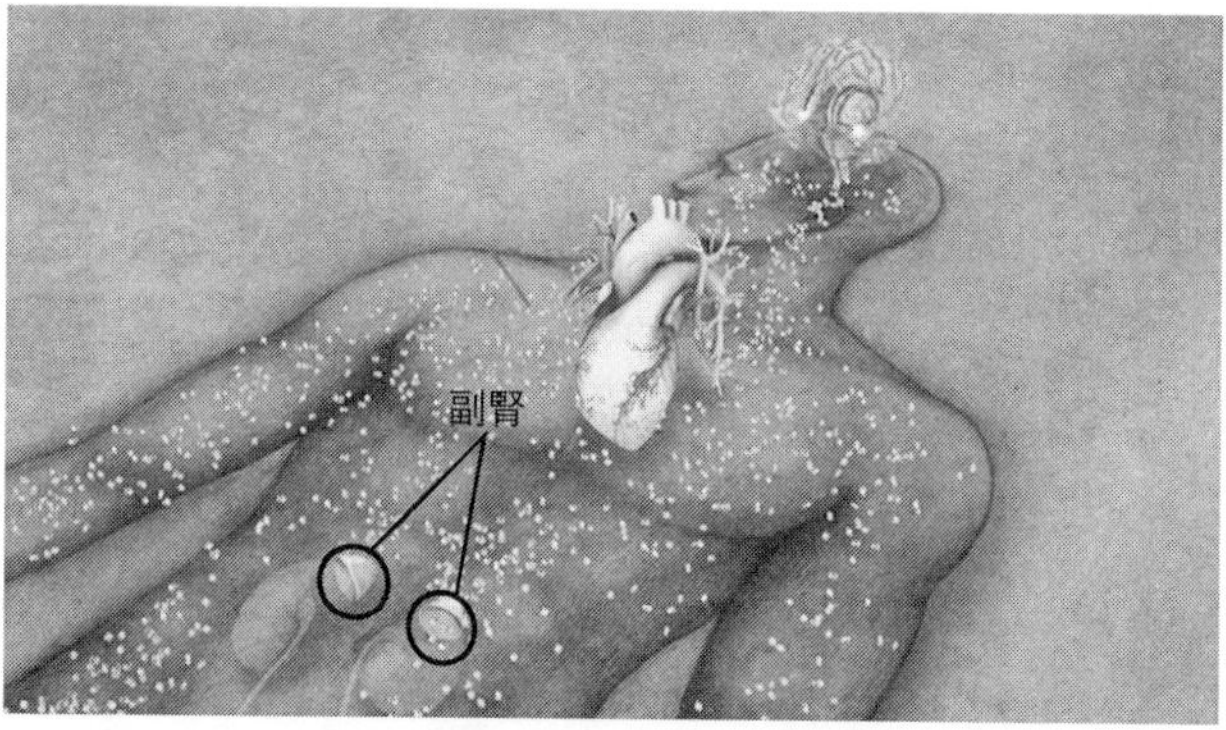

ストレスホルモンは左右の腎臓の上にひとつずつある副腎から分泌される

副腎から分泌されたこれらのストレスホルモンは、血流にのって全身をかけ巡る。そうして、体内のさまざまな臓器に指令を伝えるのである。

そのひとつが、心臓だ。

指令を受けた心臓は、心拍数が増えて、血圧が上昇する。その結果、「心臓がドキドキする」「心臓がバクバクいう」状態になる。ストレスを感じたときに、多くの人が経験したことのある感覚だろう。

さらに、指令は自律神経にも伝えられる。自律神経とは、交感神経と副交感神経を合わせた神経系の総称である。

よく、「緊張させる神経」と「リラックスさせる神経」などという言い方をするが、自律神経は体の隅々まで張り巡らされていて、臓器だけでな

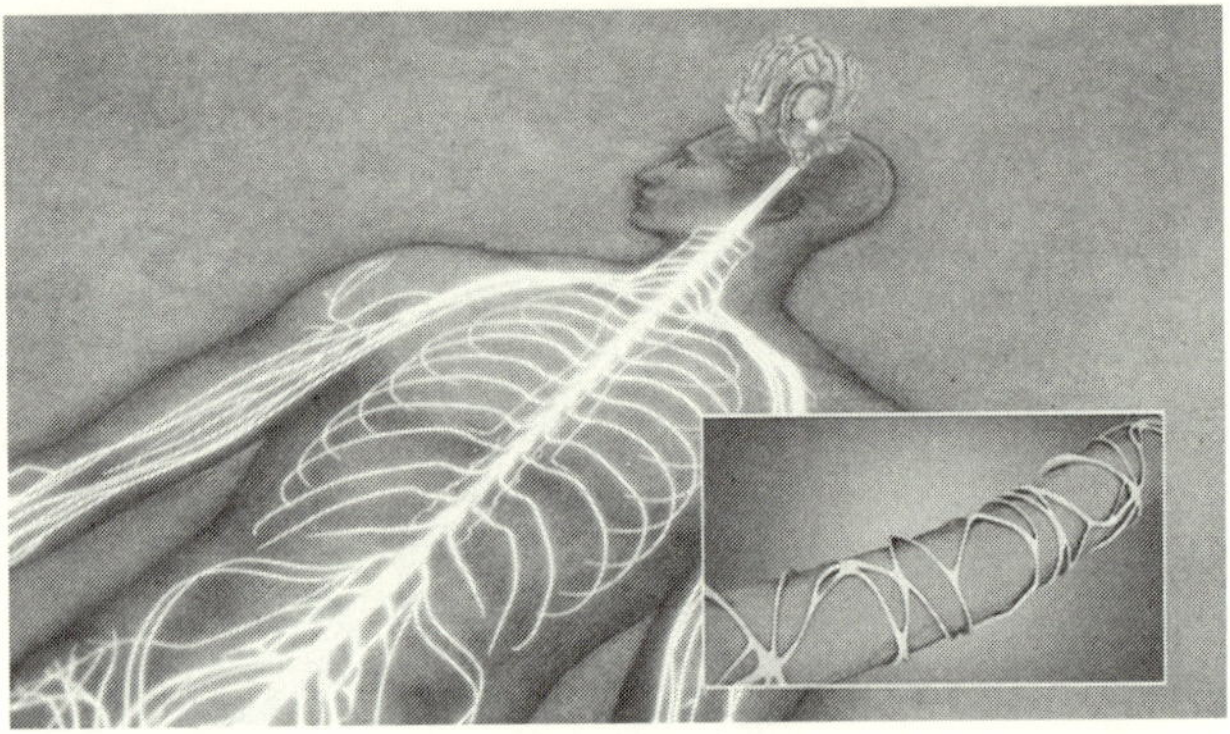
自律神経は脊椎動物に備わっている末梢神経のひとつで、全身に張り巡らされている

く、末端の血管にまで絡みつくようにして存在しているのである。

扁桃体からの指令を受けた自律神経は、全身の血管をぎゅっと締め上げる。その結果、血管が細くなり、血圧が急激に上昇するのである。

その一方で、意外な変化も起こってくる。血中にストレスホルモンが増えると、血小板同士が結合し、血液が固まりやすくなるのだ。これに加えて、肝臓にため込まれている糖分が、血液中に放出されるといった反応も起こる。

このように、ストレス反応とは、多くの臓器や組織が関係する複雑な反応であることがお分かりいただけるであろう。これが、私たちの体の中で起こるストレス反応だ。

「支配―従属」の関係で生み出されるストレス

ストレス研究の世界的権威、ロックフェラー大学のブルース・マキューアン教授は、人間と野生動物のストレス反応の違いをこう説明する。

「野生動物の場合、ストレス反応は単に全身にエネルギーを供給するだけでなく、生存すること自体や怪我の回復を助ける働きがあります。ところが人間の場合、たとえライオンに追いかけられなくても、ストレス反応が起きてしまう場合があるのです」

現代社会に生きるわれわれが、天敵に出会って命を脅かされるような事態に直面することはまれだ。ジャングルにでも出かけない限り、猛獣に襲われることはまずない。

一方、現代では、精神的な重圧によって、扁桃体が反応するような事態が引き起こされてしまうのである。これこそ、私たち現代人を悩ませているストレス反応の正体なのだ。

マキューアン氏は、現代社会に生きる人間と同じようなストレスに悩まされている野生動物がいることを教えてくれた。

「その野生動物とは、群れで生きているヒヒです。ヒヒの群れにはボスがいて、支配―従属関係がはっきりとしています。そして、支配する側と従属する側では、ストレス反応が異なることが分かってきたのです。

支配するヒヒは、必要なときにだけストレス反応が起きて、必要でなくなれば反応が収まります。ところが従属するヒヒ、つまり常に支配される側にいるヒヒは、ストレスホルモンが多い状態がずっと継続するのです。その理由は、支配するヒヒにいつひどい目に遭わされるかと、常に緊張しているためだと考えられます」

いつ上司の逆鱗《げきりん》に触れるか、いつ人事考課を下げられるか、いつ左遷されるか……。従属する立場で、そのような精神的な重圧を日々受けていると、体内では絶え間なくストレス反応が起こってしまうのだ。

「支配されるヒヒの体内で慢性的にストレス状態が続いている状況は、現代人の状況と非常によく似ています。そして、この支配されるヒヒたちは、ストレスに関連したさまざまな病を抱えることになります」

マキューアン氏はこのように人間とヒヒの類似を説く。

むろん人間は、ヒヒよりも複雑な体を持った生き物であり、人間社会もヒヒの群れよりはるかに込み入った構造をしている。しかし、心理的な重圧がストレス反応を引き起こす仕組みは、ヒヒの群れも、人間の社会も変わらない。つまり、あらゆるストレス反応の根っこには、「支配―従属関係」があるのだ。

この事実は、対症療法的なストレス対策ではなく、根本的な対策を考えるときに、極めて重要な事実であるといっていいだろう。

このように慢性的に継続するストレス反応は、本来ならばわれわれを守るための重要な仕組みを暴走させてしまう。

マキューアン氏はそれを、

毒性ストレス――

というグロテクスな言葉で表現した。そしてこの「毒性ストレス」が、ある日突然豹《ひょう》変《へん》し、殺人的な破壊力を持ち始めることがある。

これこそが、キラーストレスだ。

次の章では、キラーストレスがいかにして心身をむしばむのか、その具体例とメカニズムを見ていくことにする。

「ライフイベント　ストレスチェック」で高得点をマークした読者にとって、それは決して他人事ではないことを、自戒の念を込めて銘記しておきたい。

第二章　脳を破壊するキラーストレス

心の不調は脳に影響が及んでいる可能性を疑え

「心が重たくて会社を休みたい」
「仕事から帰っても気持ちがふさいでしまう」
「家事をする気が起こらない」

こんな気分になることは、誰にでもよくあることだろう。しかし、このように落ち込んでいるとき、体の中で起きていることを理解している人は、ほとんどいないのではないだろうか。

気持ちが暗く沈んでいるとき、当然ながら私たちは、それを「心の問題」だと捉える。心の調子が悪いのだとか、心が少し風邪を引いてしまったのだ、というように。

われわれは職場や家庭の中で積み重なったストレスを、ついつい心の問題として片付けているが、このとき、「脳」という臓器に〝物理的に〟影響が及んでいることが、最新の研究によって明らかになってきた。

心に負担がかかるとは、具体的にどういうことなのか、そのとき、体の中では何が起きているのか……。ストレスがわれわれに及ぼす影響について見ていくことにしよう。

仕事のストレスからうつ病に

「まさか君がうつ病になるなんてな」

堀北祐司さん（四三歳）が、上司から言われた言葉である。彼自身も、上司とまったく同じ思いだったという。

大阪の梅田は、ＪＲや私鉄の駅が集まり、百貨店や歓楽街、ホテルが林立する活気にあふれた街だ。その一角にあるオフィスビルを訪ねると、いかにもこの街がよく似合うビジネスマンが現れて、「堀北です」と爽やかに名刺を差し出した。スーツとネクタイをピシッと着こなし、髪にはふんわりと櫛《くし》が入って、ゆで卵のようなツルツルの肌が健康そのものという印象だ。

「いやあ、東京から大阪までお疲れ様。ＮＨＫの人はフットワークが軽いですね」

ニコニコと笑顔で、ねぎらいの言葉をかけてくれる。私は電話で取材を申し込んだその翌日に、さっそく堀北さんを訪ねていた。このせわしないスケジュールは、こちらが立て込んでいたせいなのだが、快く予定を調整してくれたおかげで、この取材が実現した。

堀北さんは、開発が進む大阪のことや今回の番組に対する興味など、ユーモアを交えて話し続けた。目の前で快活に話すこの人が、かつてうつ病に苦しんだことがあるとは、にわかには信じられなかった。しかし、それがまぎれもない事実であることを、診断書が証明していた。

さて、取材の本題だ。

「話しにくいことかもしれませんが……」

そう前置きしてから、率直に尋ねた。ストレスに追い詰められていた当時、堀北さんの心と体に何が起きていたのかを。すると、快活に話していた堀北さんの表情に、それまでとはうって変わって暗い影が差した。

「あの頃のことを思い出すと、心臓がぎゅうーっと握られるようです」

堀北さんは、そうつぶやいた。

つい先ほどまで明るく朗らかだった人の表情をはっきりと曇らせるほどのストレスの体験……。オフィスビルの打ち合わせ室で、彼の言葉に耳を傾けていると、ストレスや心の病と無縁でいられる人生などないのだということを改めて実感した。

ストレスが引き起こす心の病、その代表格が「うつ病」だ。

堀北さんは大手家電メーカーに勤めていた一四年前、お客様相談室でトラブル処理を担当する「クレーム対応係」として仕事をこなしていた。クレームの電話は、絶え間なく、そして次々にかかってきた。

「おい、これ不良品じゃないのか」

「お前の答え方が、気にくわないんだよ」

時には何時間にもわたって罵倒され続けることもある、ハードな仕事だ。そんな仕事を四年間続けた頃、堀北さんの体に異変が現れた。

「家から会社に向かう途中、おなかが痛くなるんですよね。脇腹をね、手でつかみながら会社に行っていました」

やがて、ぐっすりと眠ることができなくなった。夜中に何度も何度も目が覚める。夜眠れないせいか、日中もうわの空で過ごす時間が増えた。気づいたときには、笑えなくなっていた。

メンタルクリニックを受診してみると、「うつ病」の診断だった。

「一〇年以上前のことなので、精神科や心療内科の病院に心当たりもなくて、電話帳で探しました。まわりの人からは、『ノイローゼになったんか?』とか言われましたね。まだまだうつ病が身近じゃない時代でした」

ストレスは誰にでもあるもの。そう思って我慢していた堀北さんは、どんどん気分が落ち込み、とうとううつ病を発症したのだ。二九歳のときだった。

現在、堀北さんのように、仕事のストレスからうつ病を患う人が急増している。厚生労働省の調査によれば、働く人の実に六割が、強い不安やストレスに悩まされているという。そして、うつ病などの〝メンタルの労災〟と認定された人の数は、この一〇年で約四倍にも膨れ上がっている。

世界保健機関・WHOは、二〇三〇年には、うつ病が世界で最も社会的に損失を生み出す病気になるだろうと警告している。私たちは極度のストレス社会に生きていて、誰でもこの病を発症するリスクを抱えているのである。

「頑張るストレス」と「我慢するストレス」

では、そもそも日々のストレスが、いったいどのようなメカニズムで心をむしばみ、うつ病を発症させるのだろうか。

早稲田大学人間科学学術院の熊野宏昭教授によると、私たちの心や体に影響を及ぼすストレスは、大きく二種類に分けられるという。「頑張るストレス」と「我慢するストレス」のふたつである。

結論を先に述べると、「頑張るストレス」では主に「体」のストレス反応が強くなり、「我慢するストレス」では主に「心」のストレス反応が強くなることが分かっている。

まず「頑張るストレス」とは、例えば、仕事でノルマに追われているようなときに生じるストレスである。売り上げ目標を達成しなければいけない営業マンや、厳しい納入スケジュールを守らなければいけない工員、一日のうちに掃除や洗濯、食事の準備など複数の家事をこなさなければならない主婦（夫）には、この種類のストレスがかかっているに違いない。いや、多くの人は、日常的に、与えられたいくつもの課題と格闘している。ひとつが終わってもまた新しい課題にせき立てられるような状況の中、とにもかくにも頑張り続ける日々を送っているのではないだろうか。

こうした状況にさらされると、複数あるストレスホルモンの中で、アドレナリンなどが過剰分泌される。そのアドレナリンが絶え間なく大量に分泌されると、血圧の上昇などさまざまな身体的反応につながることは、前述のとおりだ。

一方の「我慢するストレス」とは、例えば、「満員電車に長時間乗る」「嫌な上司と毎日顔を合わせる」といった、何かを耐え忍ぶ状態を継続しなければならない状況のストレスのことを指す。

現代社会には、人混みや騒音、複雑な人間関係、インターネットや携帯電話による心理的拘束など、いくつもの「我慢するストレス」の要因が存在する。誰もが、果てしなく続く「我慢しなくてはならない状況」を、何とかやり過ごしながら日々を送っているといっていいだろう。

そして、いま、世界中の研究者がこの「我慢するストレス」に注目しているという。なぜなら、この種のストレスが主な原因となって、心の病につながる、恐るべきある反応を、私たちの体の中で引き起こすことが分かってきたからだ。

ストレスホルモン「コルチゾール」とは

心の病との関連で関心を集めているストレスホルモンが「コルチゾール」だ。

コルチゾールは、副腎から分泌されると、血流にのって体内を循環しながら、エネルギー源の補充などの重要な役割を果たす。役割を終えると脳にたどり着いて、脳に吸収される。これが、正常なストレス反応の流れである。

ところが、主に「我慢するストレス」状態が長い期間にわたって続き、ストレスが積み重なっていくと、コルチゾールがとめどなく分泌され続けるようになってしまう。こうなると、状況が一変する。コルチゾールが脳にあふれて、その一部をむしばんでいくのだ。まさに、ストレス反応が暴走して、ありふれたストレスが「キラーストレス」と化してしまうのである。

この一連のメカニズムに迫ろうとする研究の最前線を、アメリカで取材した。

神経科学の視点からストレスを研究

「あー、暑い……」

四月もまだ初旬だというのに、アメリカ・アリゾナ州の太陽は、真夏のように容赦なく肌を突き刺す。メキシコと国境を接するアリゾナは、砂漠が広がり、冬でも温暖で、日本のプロ野球球団がシーズン前のキャンプを行うことでも知られている。どこまでも青い空に赤い大地が美しく映え、点々と連なる緑のサボテンが、たくましい生命の彩りを与えている。

春とは思えないほどギラギラ光る白い太陽と、乾燥した砂っぽい空気に、私は、体が溶けそうな気分を味わっていた。

「あの丘から街を見渡せそうですね！」

まだ若く、やる気と才能にあふれた番組カメラマンが、目をキラキラと輝かせながら言う。この暑さの中、重い撮影機材をかついで一緒に登ろうという意味だ。確かにいい映像が撮影できそうなので、三脚を肩にかつぎ、カメラ機材が入ったリュックを背負って、日差しをさえぎる木立もないやせた道を、ただ足下を見つめながら一五分ほど登った。

カメラマンが道端のサボテンに腕を刺されて悲鳴を上げている。こちらはダラダラと流れる汗で、突っ込みを入れる元気もない。

こうしてなんとか撮影した映像だったが、放送時間の都合でカットとなり、日の目を見ることはなかった。番組制作は、こうした作業が積み重なって成り立っている。視聴者に伝えたいと望んだ映像を世に出すことができないまま埋もれさせてしまうことは、仕方のないこととはいえ、やはりストレスを感じるものだ。

同じように建設現場で働く人、レストランの厨房で腕を振るう人、田畑で土と格闘する人……、どのような仕事でも、十分に力を発揮できなかったり、納得できない結果に終われば、ストレスを感じるのではないだろうか。

日々、私たちの心と体に塵《ちり》のように積もっていくストレス……。もしも、それを解消できないまま暮らし続けると、私たちはいったいどうなってしまうのか？

それを解明するための実験を行っているのが、アリゾナ州立大学のシェリル・コンラッド教授である。神経科学の視点からストレス研究を行う専門家だ。

研究室を訪ねると、華やかなワンピースがよく似合うコンラッド氏が迎えてくれた。朗らかな女性で、学生たちとはまるで友だちのように和気あいあいと会話を弾ませている。科学者というよりも、社交的な音楽家といった雰囲気を持つ女性だ。

私たちと握手を交わして取材に入ると、彼女の表情が変わった。研究の話になったとたん、眼鏡の奥の目がすっと細くなり、テキパキと歯切れ良く質問に答える。科学の最先端に挑む研究者の迫力を感じながら、撮影が始まった。

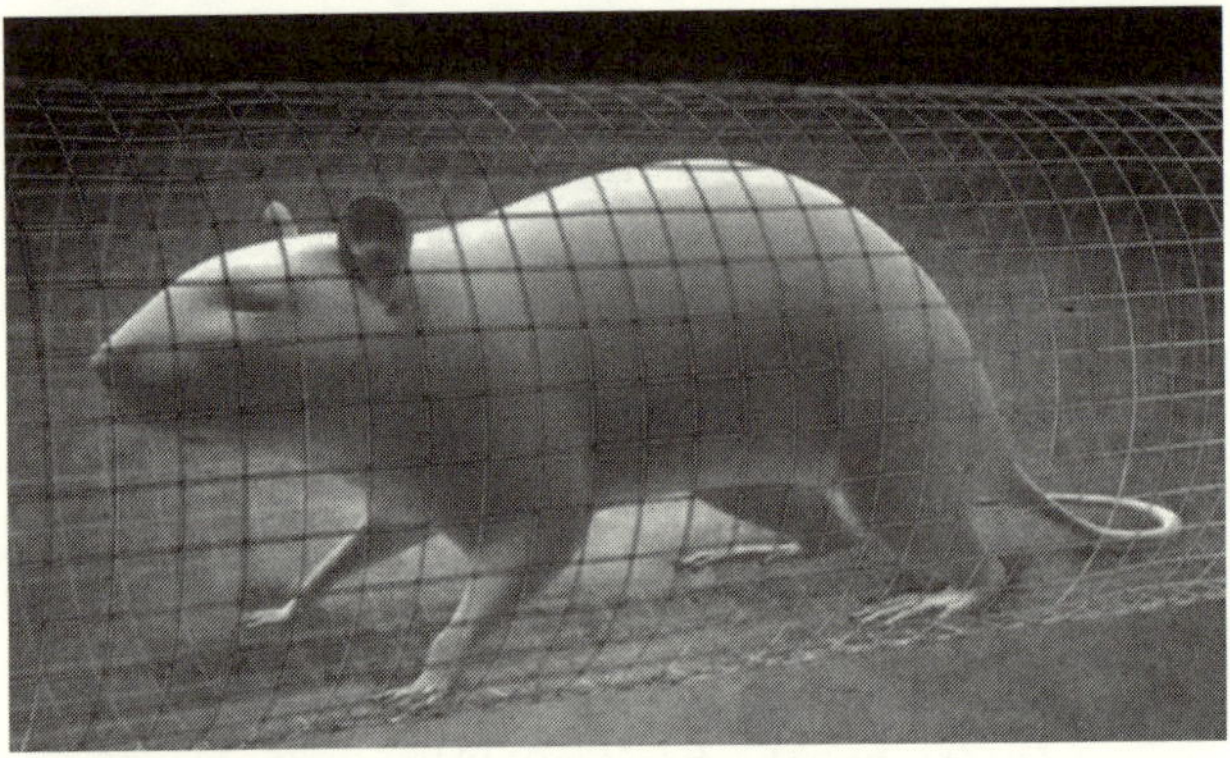
長時間閉じ込められたネズミの脳には明らかな変化が起こる

慢性ストレスで破壊される脳

「これは実験に使うのよ」

とコンラッド氏が見せてくれたのは、細長い円筒状の金網だった。この中にネズミを閉じ込めるという。長さは二〇センチ程度だろうか。

彼女は「慢性ストレス」について研究している。

世界中のストレス研究の現場では、ネズミにさまざまな種類のストレスが与えられている。例えば、電気ショックを与えたり、プールで溺れさせたりして与えるストレスは、短期的だが急激で大きなものだ。

一方、ネズミを特別な金網に閉じ込めるなどして、じわじわと長く与える種類のストレスは、「慢性ストレス」と呼ばれる。先ほどの分類に従っていえば、「我慢するストレス」に該当するだろう。

実験では、身動きがとりにくい特別な金網の中に、ネズミを長時間閉じ込めて、慢性ストレスを与え続ける。すると、ネズミの脳のある部分に明らかな変化が現れる。「海馬」と呼ばれる部分だ。海馬は大脳辺縁系の中に位置し、細長い形をしている。脳の中で記憶を司り、感情にも関わる大切な場所だ。

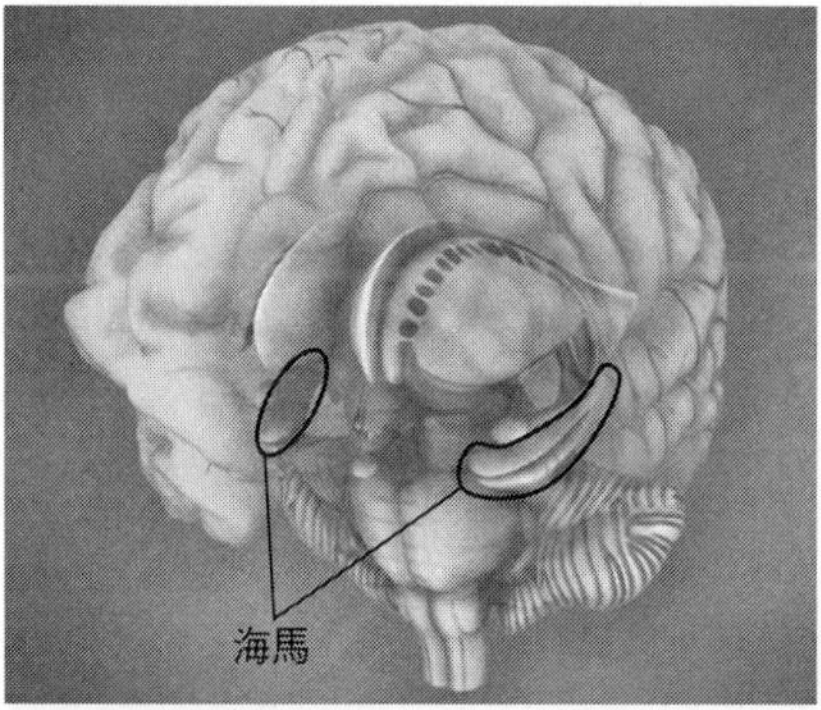

海馬は記憶を司り、感情にかかわる場所だ

変化が起きていたのは、海馬を構成する神経細胞だった。コンラッド氏がパソコン画面に表示してくれた海馬の神経細胞の画像を見ると、何が起きたのか、一目瞭然だった。

慢性ストレスを与えられたネズミと、通常のネズミの神経細胞を比べてみると、ストレスをかけられたネズミの神経細胞の突起が明らかに減少していたのである。

コンラッド氏は次のように解説する。

「脳はストレスホルモンを受容する最も大きな臓

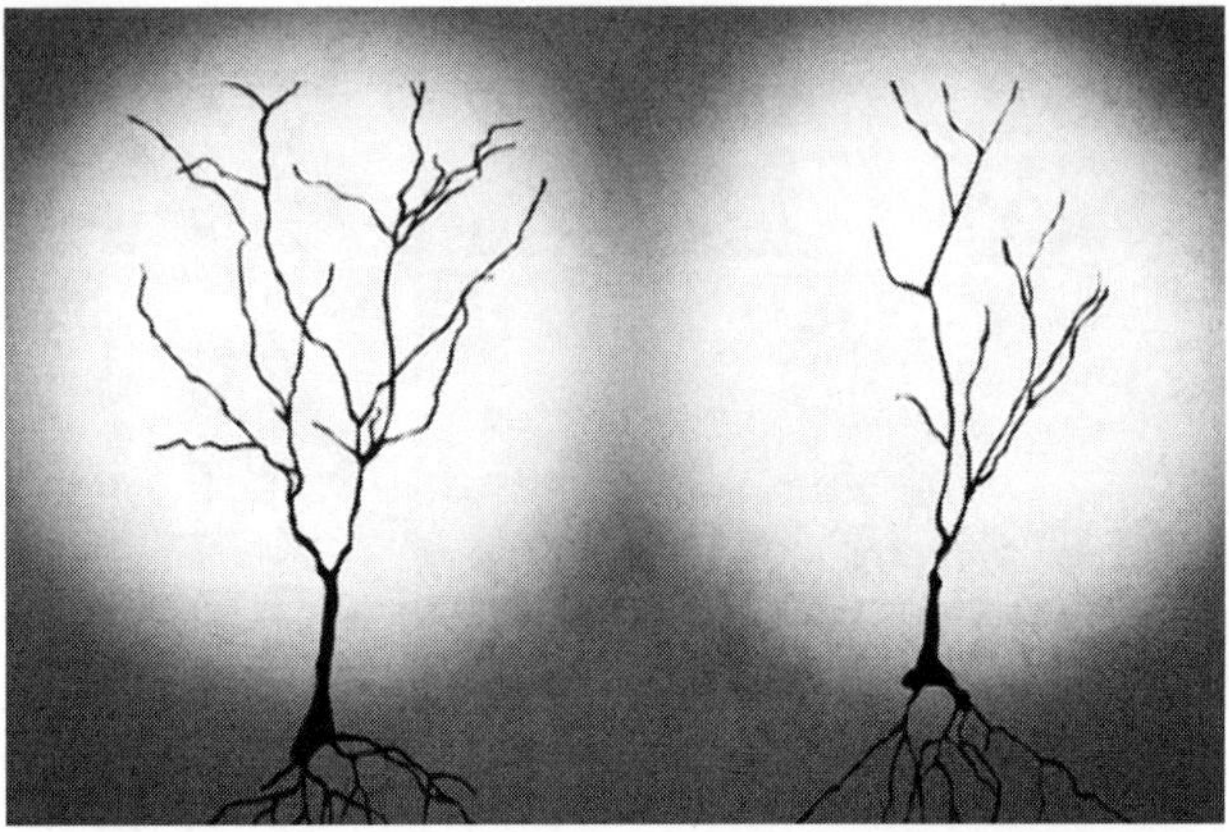

左が通常のネズミ、右がストレスを加えられたネズミの海馬の神経細胞。ストレスにより突起が減少したと考えられる

器です。特に海馬が影響を受けるのは、記憶や学習に関連するからだと考えられます。環境に適応するために、動物の海馬は柔軟性を備えています。それだけにストレスホルモンの影響を受けやすいのです。コルチゾールによる衝撃を受けて、神経細胞がダメージを受けるのです」

慢性的にストレスがかかり続ける状況で、脳内にあふれたコルチゾールによって海馬の神経細胞がむしばまれ、突起が減少したと考えられる。

私たちはストレス状態が長期にわたると、落ち込んだり、不安を感じたりして、「なんだかしんどいな」などという感想をもらすものだ。しかし、なぜしんどいのか、ストレスは具体的に体にどのような負担をかけているのか、これまで、その詳細は明らかにされてこなかった。

私自身、ストレスが心の病にどのようにつながるのか曖昧《あいまい》だったが、この海馬の神経細胞の画像によって、くっきりとした具体的なイメージの輪郭を与えられた。

複数のストレスが重なり、長く続いたとき、いったい体の中で何が起きるのか？

その答えは、

脳が物理的にむしばまれる——

だったのである。

それはアリゾナの太陽のように、単純で、そして強烈な事実であった。

ストレスによるうつ病発症のメカニズム

東京の郊外、都心から少し離れた小平市にある国立精神・神経医療研究センターは、広大な敷地を構えて、いくつもの研究棟が建ち並ぶ世界有数の研究機関だ。精神疾患や神経疾患など、幅広い分野の疾病について、病因の解明や治療法の開発を行っている。

その中で、疾病研究第三部は、うつ病や統合失調症について、細胞生物学、動物モデル、人の臨床研究を通じて、新しい診断・治療法の開発を目指している。

功刀《くぬぎ》浩研究部長は、ストレスと脳の関係をはじめ、コルチゾールやうつ病のリサーチを二〇年近く続けてきたストレス研究のスペシャリストである。長年専門のテーマを追究してきた研究者ならではの、穏やかな自信としなやかな風格のようなものを持ち合わせた人物だ。

功刀氏に「海馬とうつ病との関連」について尋ねてみた。ストレスによってむしばまれることが分かった海馬の神経細胞は、ストレスが長く続き、海馬の異常がさらに進むとどうなるのか。功刀氏がその答えとして示してくれたうつ病患者の脳画像を見たとき、私は思わず息をのんだ。

画像のうつ病患者は、まだ四〇代の男性である。まさに、働き盛りの年齢だといっていい。男性の脳の画像には、黒い影が広がっていた。海馬が萎縮して脳の中に隙間ができ、それが虫食いのように見えているのだ。

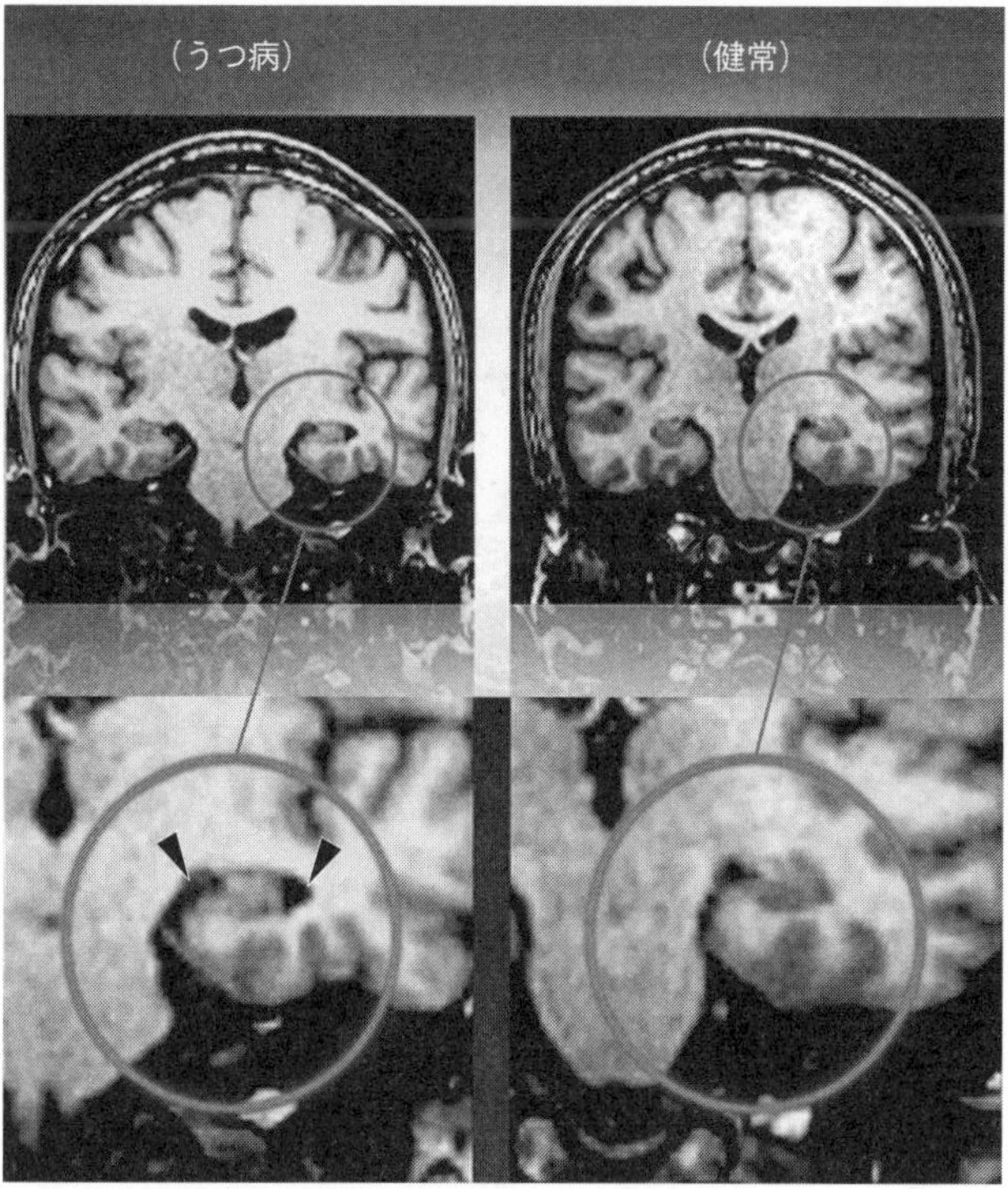

うつ病患者の海馬は、健常者と比べて萎縮し、脳に隙間ができている（国立精神・神経医療研究センター　功刀浩氏提供）

海馬は、脳の中でも記憶や感情に関わる重要な部分である。そこが萎縮してしまうと、どのようなことが起こるのかを、功刀氏はこう説明してくれた。

「健康な方でもストレスが積み重なって、それが長い時間持続すると、ストレスホルモンが海馬を傷害します。それが強くなってくると、うつ病のような症状が出てくる可能性があるのです」

厚生労働省が実施している患者調査によれば、日本の気分障害患者数は、百万人を超えて著しく増加している。中でもうつ病は、誰もが発症する可能性がある精神疾患だということが広く知られるようになった。

その原因や治療法を探る研究が世界中で行われているが、発症の詳しいメカニズムは、現在まで分かっていない。

ストレスから逃れられない現代

では、太古の人々の海馬もこのように傷つけられていたのだろうか。

ストレス反応の中で、コルチゾールは、全身を巡ってエネルギー源を補充するなどの仕事を終えたあと、脳へとたどり着く。すると、コルチゾールの到着をきっかけにして、脳は「ストレス反応はもう十分だ」と判断。ストレスホルモンの分泌をストップさせる。

つまり、コルチゾールは緊急事態という一瞬の出来事が去ったあと、体を通常の状態に戻す役割の一端も担っていたのである。そのため脳がむしばまれることはなかったと考えられる。

現代社会においては、職場や家庭の中で生まれる精神的な負荷が、天敵に代わってわれわれを追いつめるようになった。

朝、会社に出勤するときから、家に帰るまでのことを思い浮かべてほしい。通勤ラッシュの電車で無表情の群衆にもまれながら、騒音と振動と圧迫に黙って耐える。職場では、仕事のノルマや人間関係に神経をすり減らし、夜も煌々とした電灯の下で残業に追われる。ようやく家に帰りついたと思うと、業務連絡の携帯電話が鳴り響く……。

こうしたのべつ幕なしのストレスに、私たちの体は休む間もなく反応し続けている。いわば、常にスイッチオンの状態で生きているのである。

功刀氏が言う。

「長時間労働が毎日続く。睡眠がとれない。そのような中で私たちは慢性的にストレスホルモンを出している状態になっています」

太古の昔には想定されていなかった絶え間のないストレスが、コルチゾールの過剰な分泌を引き起こし、脳をむしばんでいくのである。

ストレスを悪化させる「マインド・ワンダリング」

慢性的にストレス反応が起きているこうした状況を、さらに悪化させる仕組みがあることが、最近の研究から分かってきた。その原因となるのが、私たち人類に備わっている「記憶力」や「想像力」だというから驚きである。

例えば、職場で上司に厳しく叱責されるといった、大きなストレスにさらされた場合を考えてみよう。あなたは、家に帰って上司が目の前からいなくなっても、その場面を思い出しはしないだろうか。そして、また明日も同じようなことが起きるかもしれないと想像したりしないだろうか。

実は、その度に、脳はストレスを感じて、ストレス反応を起こしているのだ。つまり、脳の中で、われわれは自らストレスを生み出しているかもしれないのだ。

このように、目の前の現実についてではなく、過去や未来についてあれこれ考えを巡ら

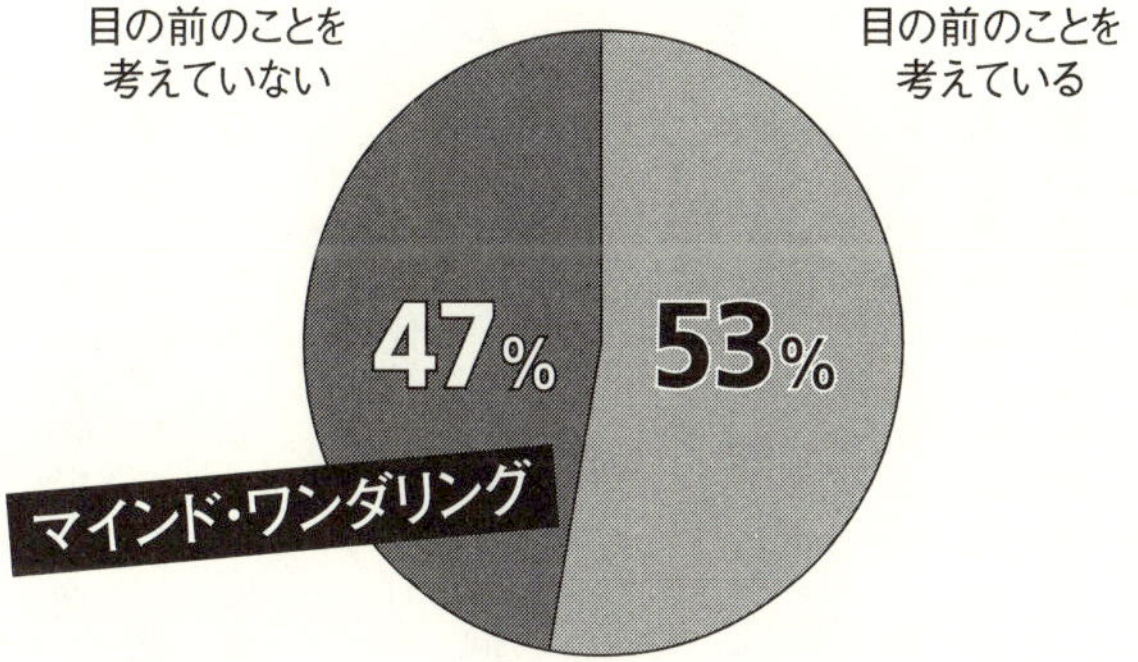

せてしまう状態を「マインド・ワンダリング（心の迷走）」と呼び、いま、世界中で関心が高まっている。

二〇一〇年、ハーバード大学の心理学者マシュー・キリングスワースらが二二五〇人を対象に行った、マインド・ワンダリングに関する大規模な行動心理調査の結果を発表。それによると、このマインド・ワンダリングの状態は、生活時間の実に四七％にも上った。つまり、起きている時間の半分近くで、私たちはストレスを感じやすい状態に置かれているのだ。

また、長年、ストレス研究の第一人者として脳や神経科学の視点から調査・研究を続けてきた前出のブルース・マキューアン氏は言う。

「人間が過去や未来のことをあれこれ考えてしまうのは、将来の計画を立てるためです。しかし、そうしている間、ストレス反応がずっと続いているのです。どんどん脳をむしばみ、心の状態を悪くしてしまいます」

人間は考える動物である。過去から教訓を得て、未来に備えようとすることで大きな進化を遂げてきた。しかし、皮肉なことに人間を人間たらしめているこうした活動こそが、脳をむしばむストレス反応を悪化させているのだ。

さらに、現代社会に特有の〝あるもの〟が、マインド・ワンダリングの危険性をどんどん加速させているという指摘もある。

それは、スマートフォン——である。

私たちはちょっとでも空き時間があると、スマートフォンを手に取り、メールやSNSをチェックしてしまう。そこで目にするテキスト情報は、私たちの思考を回転させる。ついいろいろなことを想像してしまい、心は過去や未来へとさまよい出してしまうのである。

取材で出会ったある精神科医は、スマートフォンが普及して以降、うつや不安の症状を訴える患者が急に増えたという実感を語った。

人類の進化と文明の発展に伴って、ストレスは日々増え続けている。私たちは、無意識のうちに、膨大かつ継続的なストレスと共に生きており、それが過剰になったとき、脳が

〝物理的に〟破壊されることを肝に銘じなければならないだろう。

ストレス対処能力と遺伝の関係性

立て続けに起こるストレスやマインド・ワンダリングによってむしばまれる脳。しかし、同じようなストレスがかかっても、ストレスに強い人と弱い人がいるということを、われわれは経験的に、あるいは感覚的に知っている。

例えば、同じ職場で、同じ上司のもと、同じような仕事をしていても、さほどストレスを感じることなく仕事をこなしていく人と、強いストレスを感じて仕事を前に進められなくなる人がいる。この違いは何によって生まれるのだろうか。

最新の研究成果を調べてみると、ストレスに対する強さ・弱さは、「レジリエンス（ストレス対処能力）」と呼ばれ、関心を集めていることが分かった。人それぞれに異なるレジリエンスは、何によって決まるのか、その要因を探ることで、効果的なストレス対策につなげようとする研究が、世界各地で始まっているのだ。

レジリエンスに関する最新の研究成果を求めて、アメリカ中西部のユタ州に飛んだ。

かつて冬季オリンピックも開催されたソルトレイクシティは、美しく連なる山々のふもとにあり、静謐《せいひつ》という言葉がよく似合う町である。アリゾナの砂漠とは正反対の気候で、暦は春だというのに風は冷たく、まだ雪が積もっていた。

広大なアメリカの国土を目まぐるしいスケジュールで転々と移動する撮影クルーは、寝不足の目をこすりながら、「ストレスがキラーストレスにならないようにしよう」などと、冗談とも本気ともつかない言葉をお互いにかけ合い、なんとか取材を続けていた。

ユタ大学で精神神経医科学を研究するブライアン・ミッキー准教授は、ストレスへの強さ・弱さを左右する要因として、「NPY（神経ペプチドY）」と呼ばれる神経伝達物質に注目している。特に、NPYの生成に関わる遺伝子の働きが、レジリエンスの個人差につながっているのではないかと考えているようだ。

ミッキー氏の研究からは、生まれつきNPYが多い体質の人と、少ない体質の人がいることが分かっている。実験では、五八人の被験者に「殺人者」「怒り」など否定的な言葉をモニター上で見せることによりストレスを与え、そのときの脳の反応を測定。ストレス対処能力の差を調べるのだ。

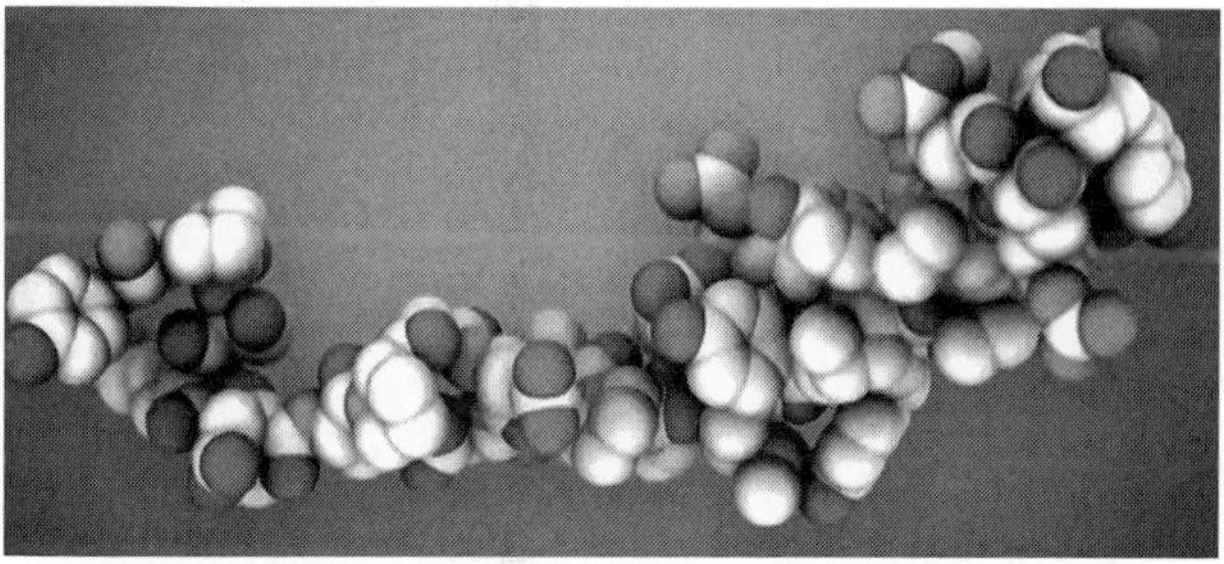

ストレスの対処能力に関係があると考えられるNPYのモデル図

結果はこうだ。NPYが少ない体質の人は、脳が過敏に反応し、逆にNPYが多い体質の人は、ほとんど反応しないというものであった。つまり、NPYが少ない人がストレスに弱く、多い人はストレスに強いということになる。

こうした実験を重ねることによって、ミッキー氏はある結論にたどり着いたという。

「NPYの差は、遺伝によるものです。つまり、ストレスに強いか弱いかは、生まれつきある程度決まっているとも考えられるのです。NPYは、ストレスに対する強さ・弱さを表す『レジリエンス』を決定づける要因のひとつだと言っていいでしょう」

ほかにも、ストレスに強いか弱いかを決める要因を探ろうとする研究が世界各地で行われている。その結果、

NPYのようなストレスに関わる物質、それを生みだす遺伝子が、ここ数年の研究で一〇種類以上、確認されている。

ストレスへの対処能力の差は、ストレスに関わる物質がどれだけ体内で生成されるかによって決まり、しかもそれは、遺伝によって左右される「生まれつきの個性」であることが見えてきたのである。

とはいえ、レジリエンスを決定づける要因は複雑で、遺伝は、あくまでその一部に過ぎない。遺伝的な要因のほかに、例えば「生まれ育った環境＝生育環境」も、ストレスに強いか弱いかを左右する重要な要因だということが指摘され始めている。

子ども時代の強いストレスが大人になって現れる

二〇一四年、東京大学医学部の滝沢龍氏が発表した研究結果は、世界各国のニュースで紹介され、人々に強い衝撃を与えた。それは、子ども時代の強いストレス体験である「いじめ」に関する研究である。

滝沢氏は元々、心理学の分野でストレスに関する研究などを行っていたが、ストレスに関する脳や血液のデータ、精神医学の知識や臨床経験も必要だと感じて医学部に転身したという経歴を持つ。社会的な視点と医学的な視点の両方を併せ持つ、稀有《けう》な存在の研究者である。

研究計画の将来性や有用性が評価されて、世界的に名高いニュートン国際フェローシップの研究費を獲得し、イギリスのロンドン大学に留学して研究を行ったあと、二〇一五年に日本に戻ってきたばかりだった。その話しぶりから、研究に対する真摯な情熱を持つ研究者であることがうかがえた。

滝沢氏がロンドン大学で取り組んだ研究は、イギリスで行われてきた大規模な「追跡データ」の分析である。それは、一九五八年のある一週間に生まれた子ども一万八〇〇〇人を、現在に至るまで、実に六〇年近くにわたり調査し続けた貴重な研究データである。

こうした調査は「出生コホート研究」と呼ばれる疫学研究の一種であり、欧米を中心に盛んに行われている。これまでに、妊婦の喫煙が胎児に影響を与えることや、コレステロールが生活習慣病に関係することなど、私たちの健康に関する数多くの重要な成果が、この研究方法から得られてきた。

滝沢氏はイギリスの追跡データの中から、七七七一人の子どものデータを解析して、

幼少期のいじめの精神的影響（成人後）

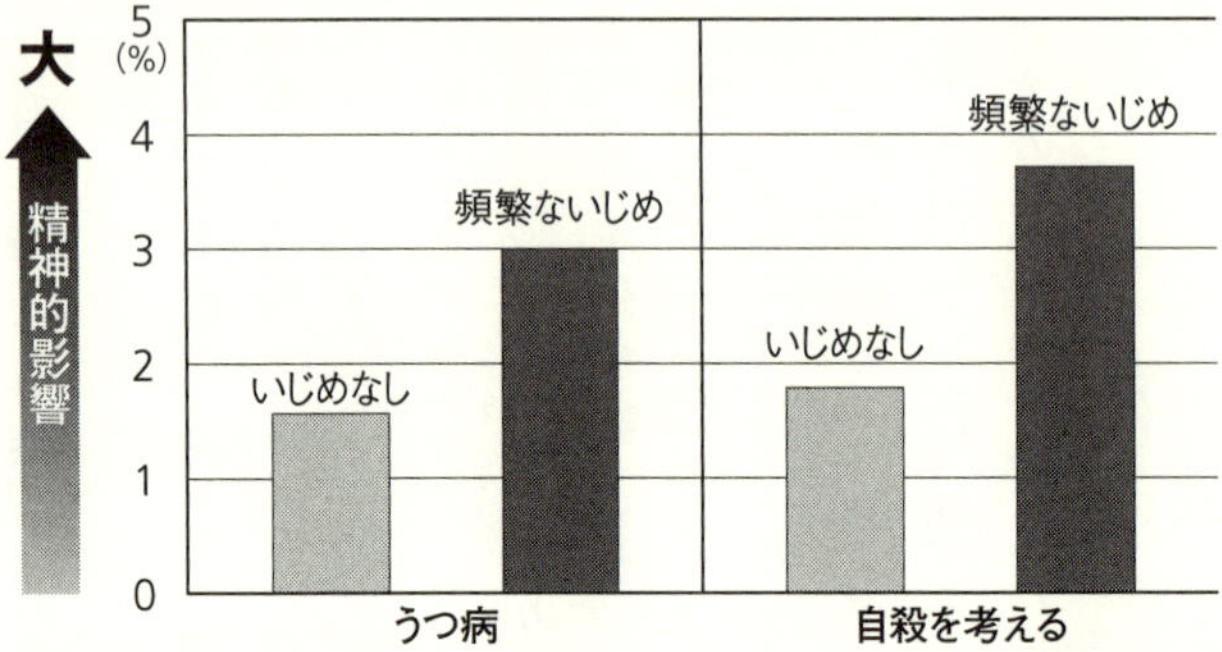

「いじめ」という強いストレスを体験した子どもと、体験しなかった子どもが、それぞれどのような大人になったのかを比較した。

すると、子どもの頃、頻繁にいじめを体験すると、大人になってからうつ病を発症したり自殺を考えたりする傾向が強いことが分かったのである。滝沢氏によれば、そのリスクはおよそ二倍。

言い換えれば、子ども時代に極度のストレスを体験すると、その影響が大人になってから「ストレスに弱い」という形で現れてくる可能性が、示されたのだ。

滝沢氏はこう警告する。

「幼少期のいじめという心理社会的なストレスが、四〇年、五〇年という長い期間を経て人生に影響を及ぼすことが分かってきました。ここまで影響が出るということは、誰も知らなかったと思います。幼少期のストレス体験の予防や、いじめを体験した子どもをどう助けるかが今後の大きな課題です」

子ども時代のストレスと脳への影響

では、なぜ子ども時代に強いストレスを体験すると、その影響が大人になって現れるのだろうか。

かつて、ハーバード大学医学部精神科で研究を行っていた福井大学子どものこころの発達研究センターの友田明美教授は、その原因は脳の発達にあると考えている。子ども時代にいじめや虐待などの強いストレスを受けると、脳の一部がうまく発達できなくなるというのだ。

実は、ストレスと心の病に関する今回の番組取材は、この友田氏からスタートした。彼女は、強いストレスにより、子どもの脳に影響が現れる重大な事実を、最先端の研究を元に日本で発信していた研究者だったからだ。

その友田氏が言う。

「人間の脳は、乳児期、幼児期と絶え間なく発達していきます。その時々に体験することや、さまざまな環境要因によって、脳の神経回路は、どんどん変化します。成長過程で強いストレスを受けたり、悪い環境要因に接したりすると、脳はその影響を受けてしまうのです」

具体的には、脳はどう変化するというのだろうか。

ハーバード大学では、強いストレスを体験した子どもの脳について、三〇年後の変化を調査した。すると、脳のある部分に変化が起きていることが分かった。そう、不安や恐怖を感じたときにストレス反応をスタートさせる役割を負っている、あの扁桃体である。

子どもの頃に受けたストレスが強い人ほど、大人になってから扁桃体が大きくなる傾向にあることが判明したのだ。扁桃体が大きくなると、小さなストレスにも敏感に反応するようになってしまうと考えられている。

友田氏は次のように指摘する。

「扁桃体が大きくなり、刺激に過敏になると、扁桃体の指令によってストレスホルモンがどんどん出るようになってしまいます」

子どもの頃の強いストレス体験によって、ストレスに弱い大人になってしまう可能性が、脳科学の最新研究から示されたのだ。

脳の発達と感受性期

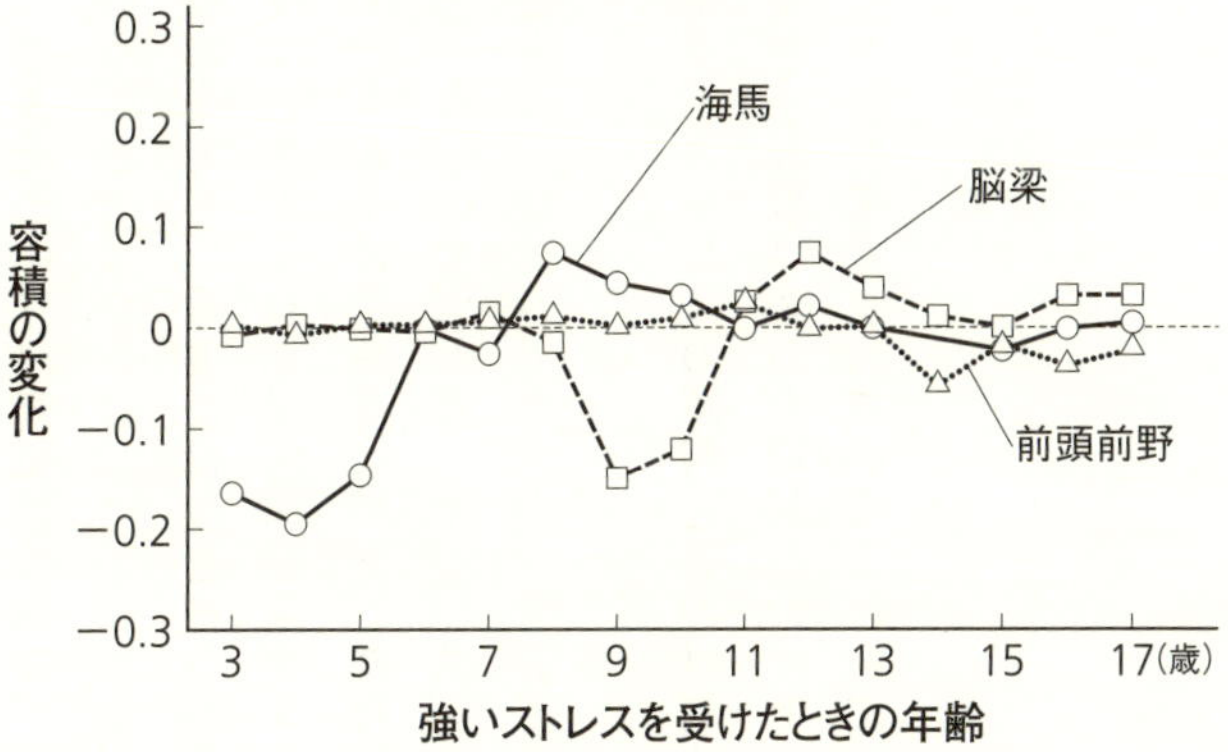

友田明美著『新版　いやされない傷』（診断と治療社）より

また、友田氏は虐待を受けた年齢によって、脳が受ける影響が、どのように違ってくるのかをつぶさに調査。脳の発達にはダメージが及びやすい特異な時期（感受性期）が存在することが浮かび上がってきた。

記憶と感情に関わる「海馬」は三～五歳の幼児期、左脳と右脳をつなぐ「脳梁《のうりょう》」は九～一〇歳の思春期前、思考や行動を司る「前頭前野」は一四～一六歳の思春期以降に容積が減少。子ども時代に受けたストレスによる脳への影響が、ここまで詳細に分かってきたのだ。

これらはあくまで、脳の場所ごとに特に強い影響が現れる時期が違うことが浮かび上がってきたという研究結果であり、この時期以外に受けたストレスが脳に影響を与えないということではない。

脳の中でも、重要な役割を担う海馬や前頭前野への影響は、子どもの学習能力や、人格形成に大きく関わり、発達を阻害する大きな要因となりうる。

子どもが受ける極度なストレスは、いじめだけではない。虐待やネグレクト（育児放棄）など、多くの要因が存在する。強いストレスにさらされてしまった子どもたちを、どのように守り、回復させるのか、世界でも関心が高まっている。

キラーストレスの解明とその対策法を求める私たちは、強いストレスから子どもを守るさまざまな取り組みも取材した。そして、子どもたちの強いストレス体験に対処する、確かな方法が確立されていることも知った。その詳細は、終章で報告したいと思う。

第三章 体をむしばむストレスの暴走

ストレスによって引き起こされた脳出血

読者のみなさんは、ストレスが原因で突然、命を落とすことを思い描いたことがあるだろうか。ぜひこの機会にストレスがわれわれの体に及ぼす恐ろしい影響と、そのメカニズムを知り、自分の健康状態をいま一度見なおしてほしい。

大阪の吹田市にある国立循環器病研究センターは、心臓病や脳卒中といった、心臓や血管に関係する病気を治療するために設けられた、日本で唯一のナショナルセンターだ。最先端の治療方法や病気の原因などの研究を進めるとともに、高度な医療も行う関西の高度医療の要《かなめ》のひとつでもある。

センターの協力を得て、救急の現場でカメラを回した。

その日、救急車で運び込まれてきたのは、佐藤貞子さん（仮名）、六〇歳である。佐藤さんは親戚の通夜に行く途中に、日頃は感じることのない目まいやふらつきを感じていた。それだけならよかったが、次第に体の自由が利かなくなるなどの異変を感じたので、救急車を呼んだという。

ベッドに横たわる佐藤さんに、医師が声をかける。

「自分の左手で、右手をつかんでみてください」

右手は動くのに左手は動かすことができない。左半身に麻痺が現れていた。

すぐに、画像診断によって脳の状態を詳細に調べたところ、脳の断面図には、白い影がくっきりと映し出されていた。脳出血が起こっていたのだ。いわゆる、脳卒中である。

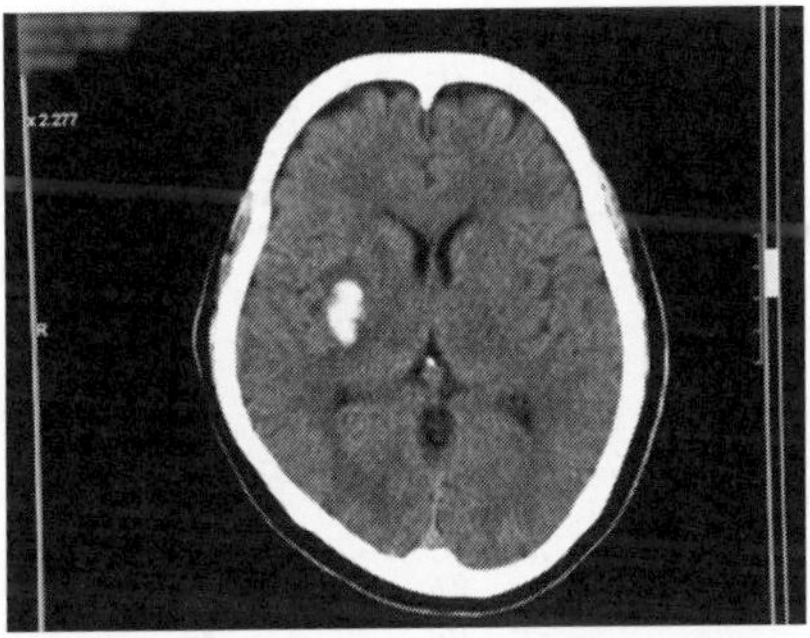
高血圧が原因の脳卒中と診断された佐藤さんの脳のCT画像

後日、入院中の佐藤さんから、倒れた日の詳しい状況を聞くことができた。
彼女は大阪のホテルに勤めている。近年、海外からの旅行客が急増し、忙しくなった。それとともに勤務時間が長くなり、慢性的な睡眠不足に陥っていた。そこに、精神的に追い打ちをかける出来事が起こった。親戚が急に亡くなったのだ。
「体は疲れていましたが、病気ではないのだし、忙しいくらいなんということもないと思っていたのですが……」

と、過日を振り返る。

脳血管内科の古賀政利医長は、今回のケースについて次のように語った。

「血圧が高かったので、高血圧性の脳出血という診断をしています。血圧が不安定になる要因には、恐らく仕事の忙しさが続いたことや、葬儀の負担があったのではないかと考えています」

佐藤さんは、出血した範囲が小さかったこと、対処が早かったことが幸いし、発症から二週間後には、立ち上がって体操ができるまでに回復したが、命を落とす危険性もあったのだ。

絶え間なく続くストレス反応

かつて、感染症が死の病として恐れられていた時代があった。原因となるのは、細菌やウイルスだ。例えば、結核菌は、各種の抗生物質が開発されていくにつれ、リスクはかつてに比べると大きく減少した。その代わりというわけではないが、現代社会ではストレスが引き起こす病がクローズアップされている。

臨床の現場から、ストレスが原因で不調を訴える人たちを長く診てきた九州大学医学部心療内科の須藤信行教授も、かつてのストレスと現代のストレスには、大きな違いがあると指摘する。

「現代では、ひとつひとつのストレスはそれほど大きくないとしても、積み重なることによって体に障害が現れるレベルに達してしまう。ストレス反応が収まる前に次のストレスがやってくるといったように、絶え間なく反応が引き起こされ、それが病に至るレベルになっていくのです」

須藤氏は働き盛りの人のストレスというと、上司や同僚との人間関係にまつわる悩みを思い浮かべるが、決してそれだけではないと言う。

「長時間労働や睡眠不足もストレスを引き起こす立派な要因です。疲労が蓄積するとより危険な状態になります。ストレスがキラーストレスと化す危険性が高まるのです」

精神的なストレスだけでなく、「体」にも目を向けるべきだと警鐘を鳴らすのだ。

残業、長時間勤務、休日出勤……。

育児、家事、介護……。

個人の力だけでは対処できない場合もあるが、過酷な勤務ややるべきことが複数重なったときは、そのことを自ら認識し、心と体を休ませることが大切だ。そうした心がけが結果的に自らの健康を守ることにつながる。

重なることで威力を増すストレス

ここで、一九頁で紹介した「ライフイベント　ストレスチェック」を思い出してほしい。最も点数が高いのは、「配偶者の死」の八三点である。「親族の死」も七三点と高い点数になっている。親しい人の死は、大きなストレスになることが分かるだろう。そして、注目すべきは、「多忙による心身の過労」の点数も六二点と高いということだ。また「睡眠習慣の大きな変化」という項目は左の列のいちばん下にあるが、四七点となっている。

脳出血を起こした佐藤さんのケースも、ストレスが重なり合うことでキラーストレスと化したことは容易に想像できる。

もともと血圧の高かった佐藤さんの血管は、その上昇に耐えられなくなって破裂に至り、脳出血を発症したと考えられる。むろん、破裂するのは脳の血管だけではない。体の中で最も太い血管、胸から下半身へと伸びる大動脈が破裂すれば、これも死に直結する。

もし動脈硬化などで血管が弱まっているところがあれば、真っ先にそこから破壊が始まってしまうだろう。

また、ストレスホルモンにより血液中の血小板が固まると、脚のつけ根の血管などに「血栓」と呼ばれる血の塊ができ、それが血流に乗って肺まで移動し、肺の血管をつまらせてしまう。これが「エコノミークラス症候群」として知られる肺塞栓症《はいそくせんしょう》で、同様のことが脳で起これば脳梗塞、心臓で起これば心筋梗塞を引き起こす。

どちらも死を招きかねない危険な病だ。このようにいくつものストレスが重なると、たかがストレスなどと侮ることのできない、重篤《じゅうとく》な症状を引き起こす原因になるのである。

精神的重圧によって減る心臓の血液

アメリカのジョージア州アトランタにあるエモリー大学でも、ワシントン大学同様にストレス実験を行っている。医学部は、アメリカ南部の大都市アトランタの中心部近くにある。巨大な病棟がいくつも連なり、多くの患者に利用されている。まるでひとつの街と言えるほどの規模である。

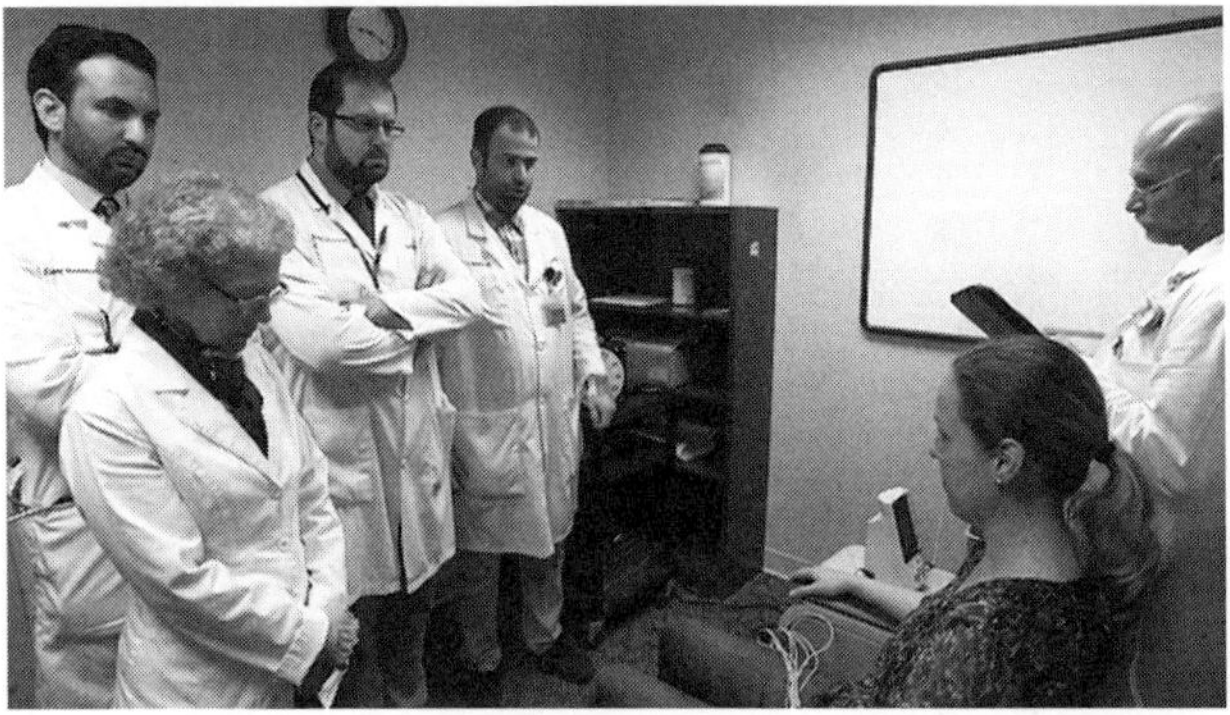

心臓発作を起こしたことのある被験者に行われるストレス実験

私たちは病院の検査室に案内された。被験者の女性は心拍数などを測るセンサーを取り付けられ、大きな椅子に座るように指示された。自己アピールのスピーチをさせるのはワシントン大学と同じだが、ストレスをかける方法が違い、四人の医師がにらみつけることによって被験者に圧迫感を与える。

スピーチが終わりそうになると、「続けて！」と厳しい声が飛んだ。

被験者は明らかにストレスを感じているようだった。ただにらむだけの実験で何が分かるのか、疑問に思われるかもしれないが、被験者は、一度心臓発作を起こした経験がある人たちだというのである。ちなみにこの実験は、医師の管理のもと行われる。

同大学が注目しているのは、心臓を流れる血液の変化だ。この血液の量を測定する単一光子放射断層撮影装置・SPECTを使って、ストレスが加わる前と後で、どのような変化が起こるかを調べているのだ。

心臓を輪切りにした断面の画像に、血液の量が表示された（次頁の図参照）。

平常時の画像では、血液が心臓の左心室をドーナツ状に取り囲んでいた。これは、分厚い心臓の筋肉の中に、たくさんの血液が送り込まれていることを表している。

ところが、ストレスがかかった状態の画像では、ドーナツが途中で途切れてしまってアルファベットの〝C〟の文字のようになっている。血液が少ない部分が出現しているのだ。そのことによって、心臓の拍動が乱れて不整脈を引き起こす危険性があるばかりでなく、血液が流れない虚血状態が続き、狭心症や心筋梗塞といった命を脅かす病気につながる危険性もあるという。

同じ被験者が運動を行ったときも調べているが、その際は血流の減少は起こらなかった。精神的重圧がかかったときに心臓に異変が生じていたのだ。

原因として考えられているのは、自律神経の過剰反応である。

スピーチをしているときににらまれるというように、複数のストレスが重なると、末端

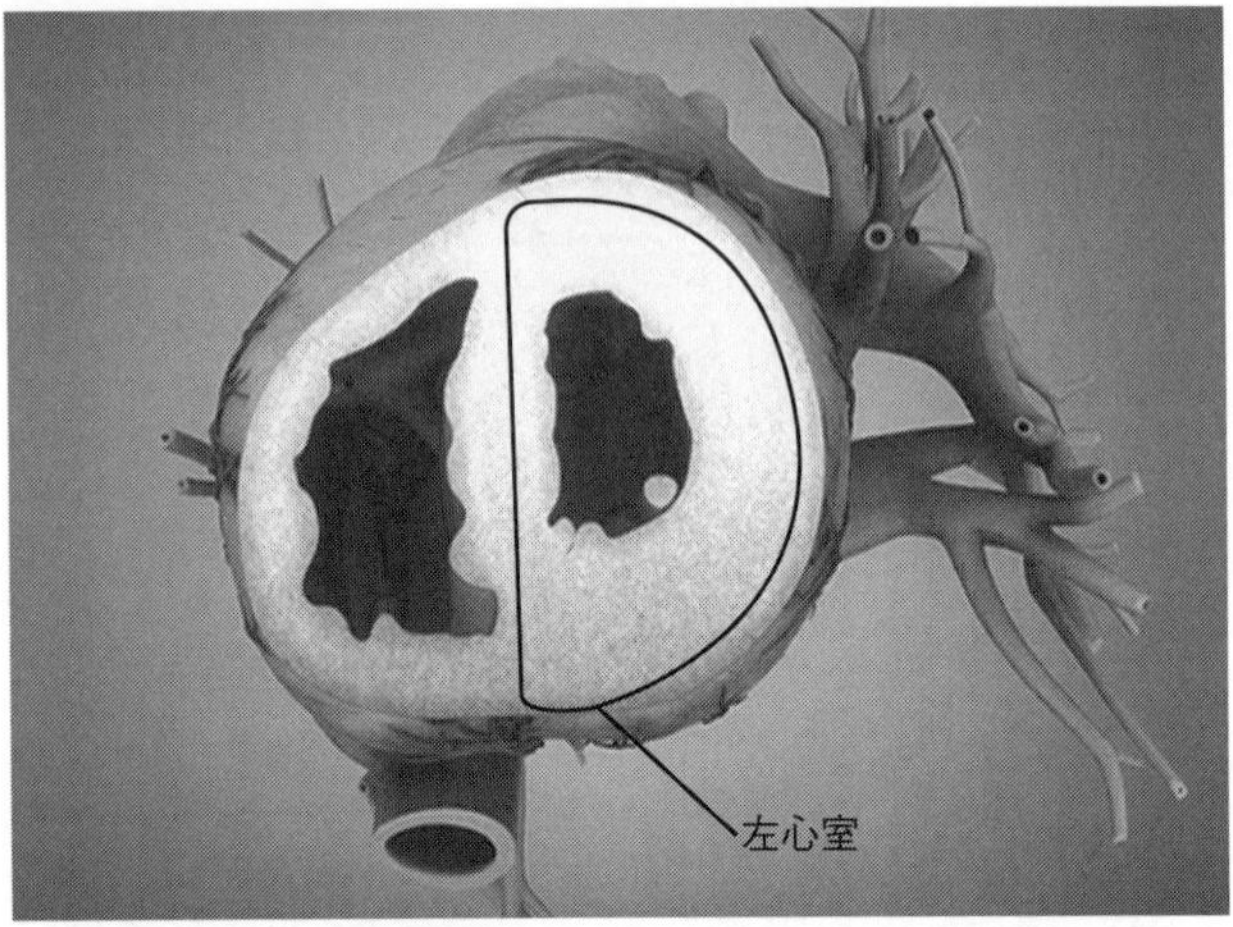

心臓を輪切りにしたときの断面図

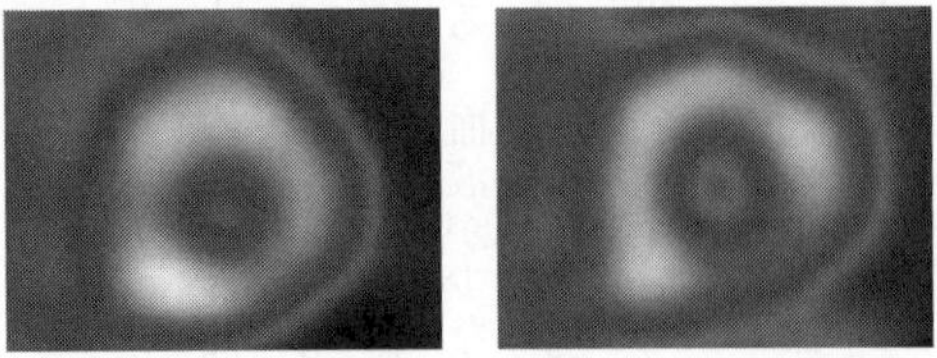

左は血液が滞りなく流れているが、右はストレスがかかって血液量が少なくなっている部分がある（エモリー大学提供）

の血管の太さなどをコントロールしている自律神経が、興奮状態に陥ってしまう。その結果、本来ならば血液をたくさん流さなければいけない心臓の血管を、逆に締め上げてしまう、「微小血管機能障害」と呼ばれる現象が起きるのだ。

若い女性はストレスに弱い!?

研究を行ったのはヴィオラ・バッカリノ教授。イタリア出身の女性研究者である。彼女がこの研究を始めたのは、心臓病の診断や治療を受けている女性が男性より少ないため、女性の心臓病の研究があまりなされていないからであった。

リサーチを進めていくうちに、女性のうつ病やストレスは、心臓病との関係が深いのではないかと考え始めたという。

研究チームが過去に心臓発作を起こした経験を持つ九四人に、ストレスを加える実験を実施したところ、性別と年齢で結果に大きな違いが出た。

五〇歳以下と五一歳以上に年齢を区切って、ストレスを受けたときに心臓を流れる血液の減少量を比較すると、年齢が上がるにつれて血液の減少量が大きかった男性に対し、女性はこれと反対の結果が出たのだ。

心臓の血液の減少量

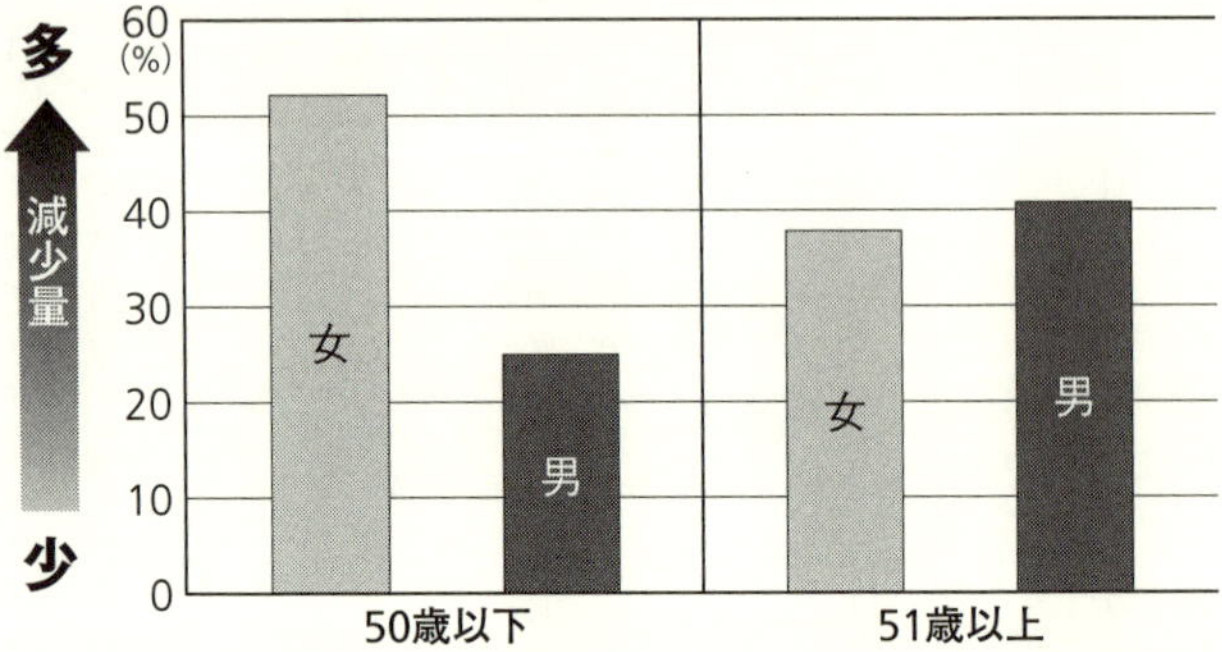

　バッカリノ氏が言う。
「五〇歳以下を見てみると、女性の方が男性に比べて、ストレスの影響を受けやすいことが分かりました。特に複数のストレスを受けた場合、女性の方が心臓病のリスクが高いのです」
　バッカリノ氏は心臓病になった女性についても詳しい調査を実施しているが、それによると、動脈硬化はあまり進んでいなかったケースが多く、元々は多くの心臓病の男性よりも健康な心臓を持っているように見えたという。ところが、死亡率は女性の方が高いという結果が出た。若い女性は一般的に抱えるストレスの数が多く、しかも、その影響を受けやすいからではないかと、バッカリノ氏は考えている。
「女性は、普段の生活の中でもたくさんのストレスを抱えています。子育てや親の世話をしながら、さらに仕事をするというように、心理的なストレスが非常に大きいことが報告されています。そうした困難な状況が重なると、ストレスが蓄積していきます。その結果、心臓の血流が異常になっているのです。

蓄積したストレスは、警告なしに心臓発作を引き起こし、心不全を招きます。このとき、ストレス反応の暴走が起こり、体は破綻してしまうのです」

まさに、キラーストレスの仕業としか言いようがないだろう。

ただし、この研究結果が示しているのは、五〇歳以下の男性が心理的なストレスの影響を受けないということではなく、男女を比較したときに、より女性の方が影響が大きいということである。

ストレスと心臓病の関連を研究し続けているバッカリノ氏は、心と体に対する考え方を大きく改めるべきだと言う。

「これまでは、『身体的な健康』と『精神的な健康』は別々に研究されてきました。私たちも別の専門分野として扱ってきましたが、その考え方を変え、身体と精神のシステムは、強く結ばれており、互いに影響し合っていると考えています。心と体をまとめて、ひとつのものとして考えなければいけません。ストレスは全身に影響を及ぼすのです」

心と体は一体。「病は気から」という言葉が間違いではなかったことが、科学によって次々と証明されているのだ。

心の疲労は体の不調へ、体の疲労は心の不調へと相互に悪影響を与え、それはやがてキラーストレスとなって私たちに襲いかかってくるのである。

精神的なストレスが命を危険にさらす

その端的な実例が、ごく最近、日本でも報告されている。地震が健康にどのような影響を及ぼすかを調べた研究結果である。地震に対する「恐怖」が、命を奪いかねない危険な病を増加させることが、明らかになってきた。

二〇一六年三月、宮城県仙台市には国内外から医師が集まっていた。第八〇回循環器学会学術集会に参加するためである。学会長を務めた東北大学医学部循環器内科学の下川宏明教授が、東日本大震災の発生時にどのような病気が増えたか、大規模な調査結果を発表した。

後日、下川氏から調査結果について詳しく話をうかがう機会を得た。日頃はカンファレンスを行っているという部屋に私たちを迎え入れてくれた。スクリーンにはすでにスライドが映し出されている。

研究チームの調査は、二〇〇八年~二〇一一年の間に、宮城県内全域で救急搬送された人の病気を全て調べ上げるという大がかりなものである。調査対象を二〇〇八年~二〇一一年と幅広くとったのは、例年の季節的な疾病の変動と、震災のあった二〇一一年との違いを比較するためである。

東日本大震災で何が起こったのかを明らかにすることで、後世の対策に役立てたいという思いから、下川氏はこの調査を行うことを決断。宮城県の消防署、医師会の協力によって、膨大な資料を収集・分析し、まとめ上げることに成功した。

まず、東日本大震災が起こった三月一一日の直後、明らかに心肺停止や心不全、心筋梗塞、脳卒中、肺炎が増加していた。

下川氏が分析する。

「震災直後はストレスが大きく、しかも、医療機関が混乱していたために、これらの疾病が増加したと考えられます」

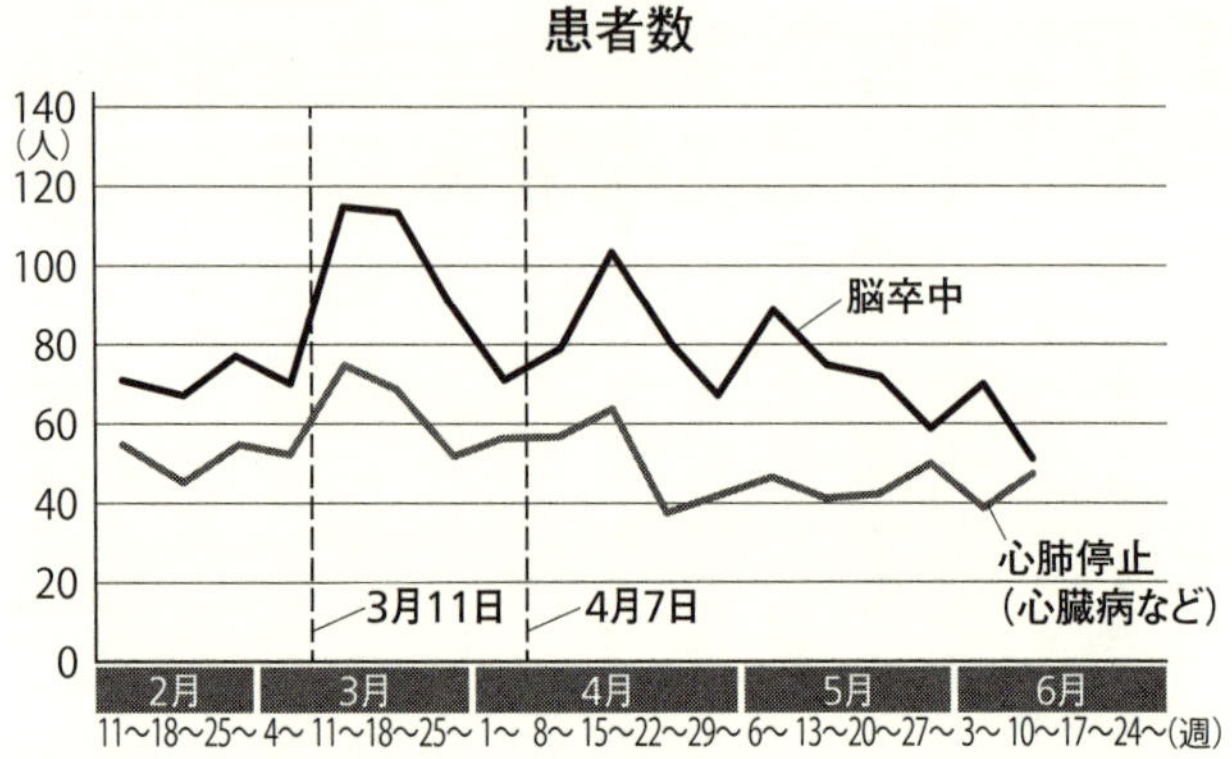

しかし、注目すべきは震災直後だけではない。下川氏は、プロジェクターに映し出された調査データの中の〝ある時期〟を指さした。それは、四月八日以降の週のデータである。すでに震災から一か月近くたっていたが、この時期に宮城県内全域で救急搬送が急増していた。しかも、内陸か沿岸か、高齢か若年か、男性か女性かなどの属性に関係なく、疾病が増えていたのである。

この頃になれば、医療体制や救援体制も整い始めていたはずなので、これはまったく予想外の結果だった。原因は何なのか？

二〇一一年四月七日の深夜、震度六強を記録する、震災後、最大の余震が再び宮城県を襲った。このとき、地震に対する不安や恐怖が、人々の大きなストレスとなって病気を引き起こしたのではないかと、下川氏は考えている。

「四月七日の余震発生に一致する形で、脳卒中や心肺停止が再び増加しました。このデータから、ストレスが脳卒中や心臓病に、敏感に影響を与えることが分かりました。非常に大きなストレスが加わったときには、こういう事態が起こりうることを、この結果は私たちに教えてくれています」

余震によって病気を発症した人は、もともと大きなストレスがたまっていたり、動脈硬化が進んでいたりといった、〝弱っていた人〟であった可能性が高い。余震による精神的ストレスは、そういった人たちに容赦なく襲いかかったのだ。

イギリスで行われた「ストレス大調査」

イギリスでは、生活習慣と病気の発症の関係を調べるために、二〇〇二年から公務員四〇〇〇〇人を八年間にわたって追跡するという、大規模な調査が行われた。結果、ストレスと心臓病の発症には深い関係性があることが明らかになってきた。

この調査の解析を行ったのは、ロンドン大学のミカ・キヴィマキ教授である。彼が注目したのは、おなじみのストレスホルモン「コルチゾール」だ。被験者の血液中のコルチゾールの量が、一日の中でどのように変化するかを詳細に調べた。

「興味深いのは、コルチゾールと心臓病の関係です。血液中のコルチゾールの値が一日を通してほぼ横ばいの人は、値が徐々に減っていく人と比較すると、心筋梗塞などの病で死亡するリスクが二倍に上昇していたのです。

また、就寝時も変わらず値が高い人は、低い人に比べると、心血管病の死亡リスクが二倍も高かったのです」

コルチゾールが横ばいの人とは、ストレスが大きい人である。継続的にストレスを浴びるとコルチゾールがとめどなく分泌され、減少しにくくなるのだ。

「死亡リスクが二倍に上がるというのは、かなり大きなリスク要因だといえます」

キヴィマキ氏は、不吉な言葉で締めくくった。


東北大学で明らかになった「地震と病」の関係、イギリスで明らかになった「コルチゾールと病」の関係。こうした研究結果から、ストレスにさらされる状態は、心臓病を招き寄せる可能性があることがお分かりいただけたと思う。

しかし、キラーストレスの影響は、これだけにとどまらない。最新の研究が明らかにしたところによれば、ストレスは心臓病や脳卒中以外にも、恐ろしい病気を引き起こす原因になるのだ。その病気とは、「ガン」である。

ガンへの攻撃をやめてしまう免疫細胞

日本人の死亡原因第一位の病であるガン。誰にとっても気になる病気のひとつであるといっていいだろう。これまでに私が取材をしたガン患者の多くは、ストレスとガンの関係を自ら認識していた。

すい臓ガンを患ったある男性は、自ら工場の設備更新を決断した直後に会社の業績が悪化。「会社のために働き過ぎた」と後悔の念をもらした。

また、夫と離婚後、ひとり娘を抱えて仕事と子育てに翻弄《ほんろう》される日々を送っていたある女性は、毎日がストレスのかたまりだと感じていたときに乳ガンが見つかった。

このように、ストレスとガンの関係を直感的に連想する人は確かにいるが、具体的にどのように両者が結びつくのかは解明されていなかった。

私たちはアメリカのオハイオ州最大の都市、コロンバスにあるオハイオ州立大学へと向かった。

「遠い日本から、よくいらっしゃいましたね」

台湾出身のソンウィン・ハイ教授が、温かく迎え入れてくれた。

ハイ氏が注目しているのは、ストレスホルモンによって働き始める「ATF3遺伝子」だ。このATF3遺伝子は、ガン細胞を攻撃し、増殖をくい止める働きを持つ免疫細胞の中に存在し、普段はその中でスイッチが切れた状態で眠っている。

ところが、ストレスホルモンが増え、免疫細胞を刺激すると、三〇分以内にATF3遺伝子のスイッチが入る。すると、なぜか免疫細胞はガン細胞を攻撃することを止めてしまうのである。

ストレスホルモンが減れば、遺伝子のスイッチは切れて、免疫細胞は再びガン細胞を攻撃するようになるが、多い状態が続くと、スイッチは入ったままで免疫細胞が働かず、ガン細胞の増殖に歯止めが利かなくなるのだ。

重い乳ガンの患者で、この遺伝子と生存率の関係を調べてみると、免疫細胞の内部でATF3遺伝子が働いていない、つまり、スイッチがオフの状態の人の一年後生存率は、八

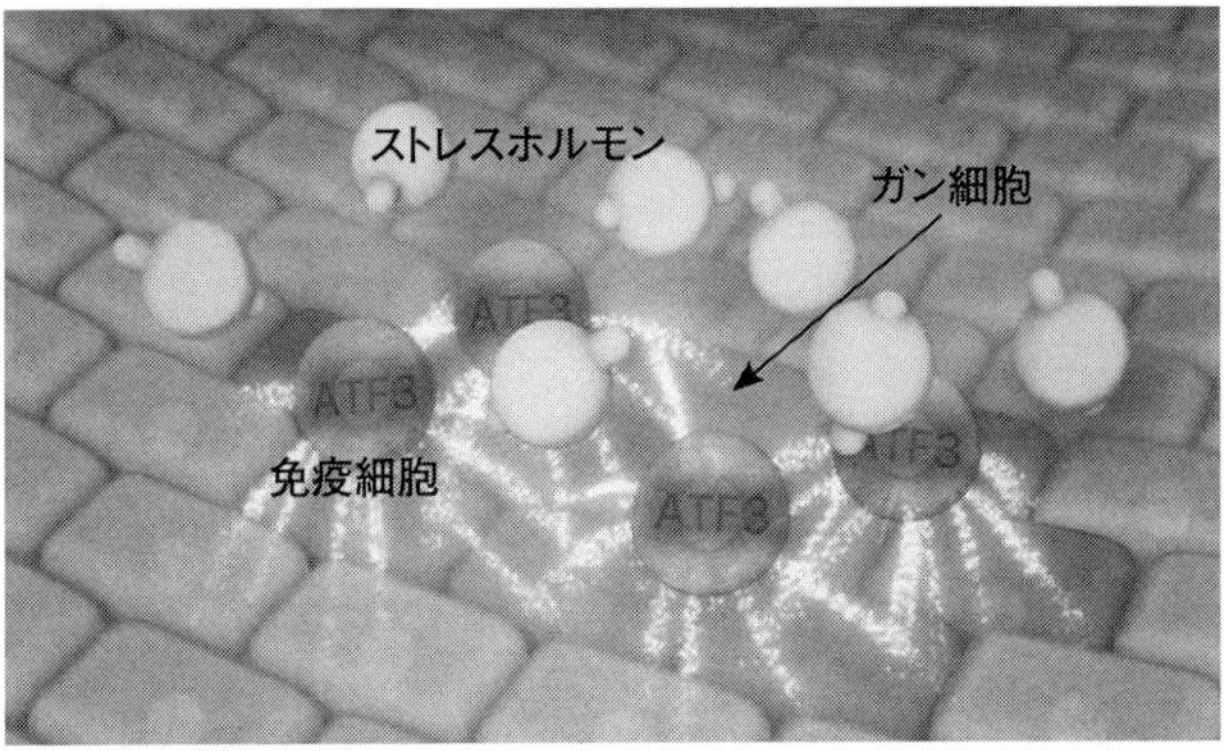

ガン細胞を攻撃中の免疫細胞（イメージ）

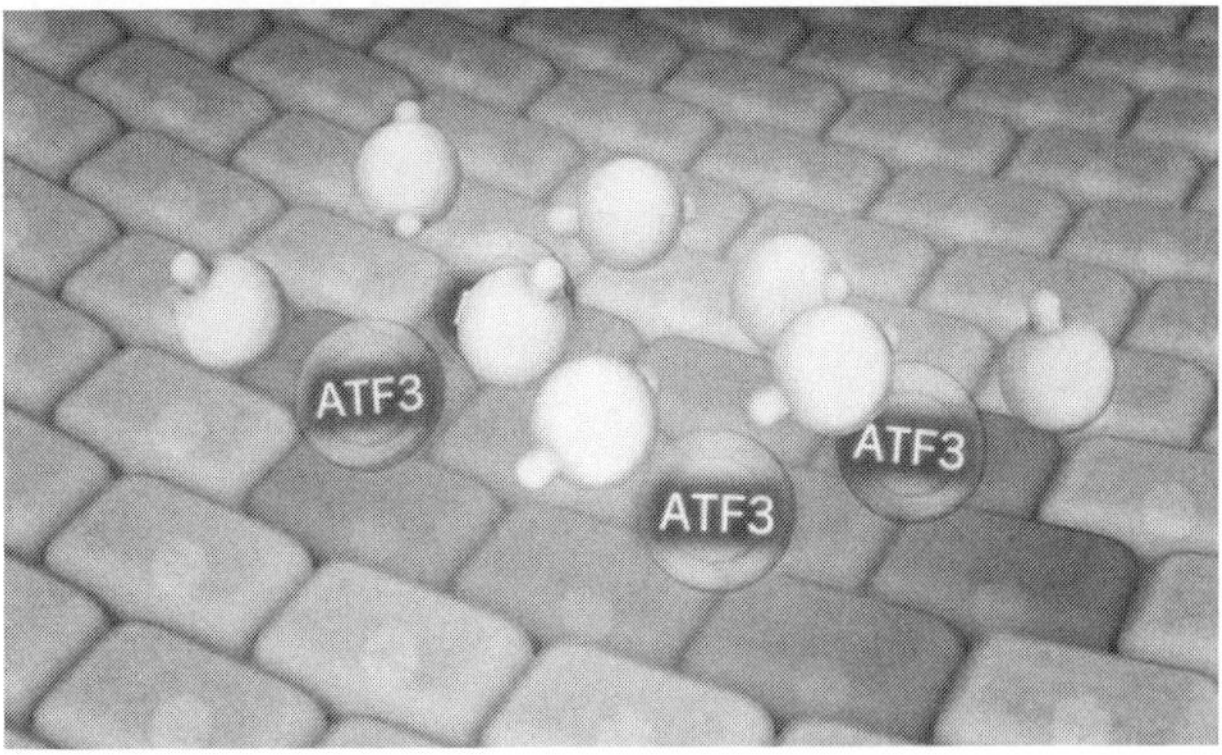

ストレスホルモンによりATF3遺伝子のスイッチが入り、攻撃を止めてしまった免疫細胞（イメージ）

乳ガン患者の生存率

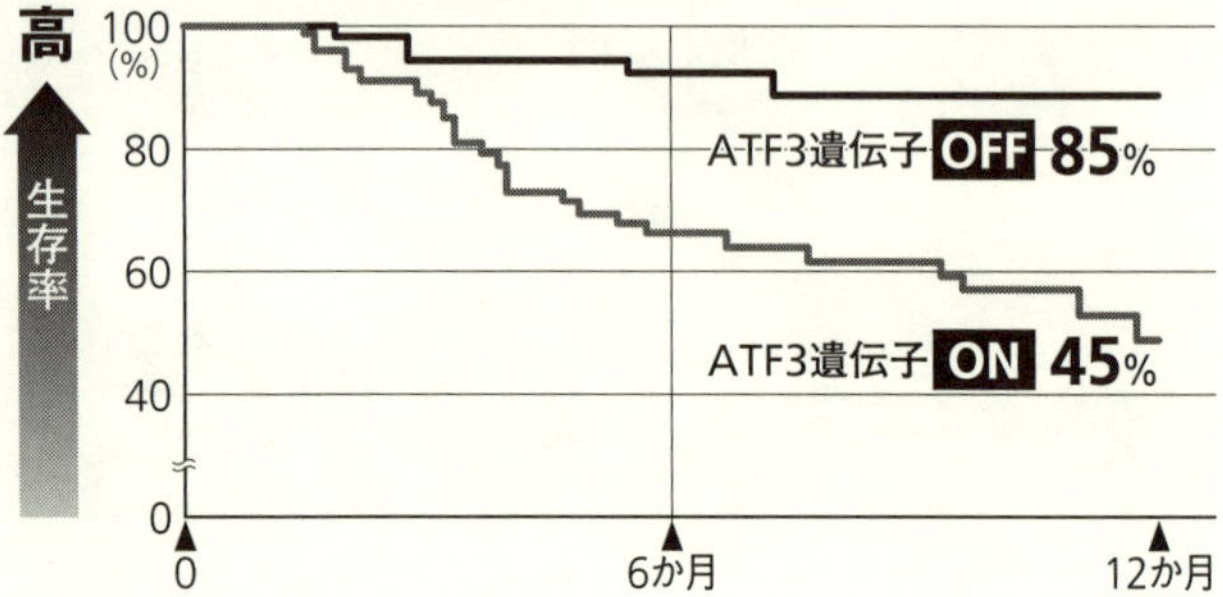

五％という非常に高い数値を示した。

一方、ＡＴＦ３遺伝子が働いている、つまり、スイッチがオンの状態の人の一年後生存率は四五％しかなかったのである。

ハイ氏はＡＴＦ３遺伝子がガンを悪化させるものと推測して研究を進めている。ストレスがガン細胞ではなく、免疫細胞の中のＡＴＦ３遺伝子を操り、ガンの一因となるという考え方は、これまでになかった斬新なものである。

さらに、ＡＴＦ３遺伝子のスイッチがオンの状態にあるときの免疫細胞は、ガン細胞を攻撃しないばかりでなく、転移を促すことがネズミの実験で確認された。免疫細胞が細胞と細胞の間に隙間をつくり、ガン細胞が転移するスペースを確保して移動が容易になるように助けていたのである。

このように、ATF3遺伝子がオンであり続けることは、免疫細胞の働きそのものを変えてしまい、ガンを悪化させる引き金になる。これはガン患者にとって、極めて危険な状態だ。

ガンと闘うためにも、予防するためにも、「ストレスコントロールが欠かせない」とハイ氏は言う。コントロールさえできれば、有害な影響も抑えることができるようになるはずだ。

「長期的、慢性的に続くストレスが、ガンのリスクを高めることは明らかです。このようなストレスをいかに軽減することができるか。それが、ガン予防の鍵を握っていることは間違いないと思います」

そのように話すハイ氏は、すでにいくつかのプランを温めていた。薬の力で自律神経を正常化し、ストレスホルモンの働きをくい止めるといった方法のようだ。ストレスをコントロールすることで、ガンの予防や治療ができる新薬が生まれる日が来るかもしれない。

免疫システムに異変が起こる

オハイオ州立大学の研究では、ハイ氏の研究以外でも、ストレスが免疫システムに異変を起こすことが明らかになっている。恐ろしいことに、免疫細胞が「脳」を傷つける可能性があるというのだ。

広報の人の案内のおかげで、広大なキャンパスの中にあるジョン・シェリダン教授のオフィスに迷子にならずにたどり着くことができた。この研究室では、ネズミの組織分析によって、ストレスが人体に及ぼす影響を探っている。

シェリダン氏はゆっくりとした口調で研究内容について説明を始めた。

「慢性的なストレスは、体のあらゆる器官に影響を与えます。いま、私たちが取り組んでいる研究のテーマのひとつが、ストレスによる免疫の反応とうつ病や気分障害、不安障害との関係です」

彼が注目しているのは「骨髄《こつずい》」だ。骨の奥にある骨髄は、免疫細胞などをつくる働きをしている。骨髄には自律神経が伸びているので、ストレスが骨髄自体に影響を与えるというのである。

慢性的にストレスを浴びていると、骨髄が免疫細胞をつくり出す働きが活性化して、その細胞を血液中に送り込む。これだけ聞くと悪影響はなさそうだが、

「この免疫細胞の活性化は、健康にとってネガティブな影響を引き起こすのです」

とシェリダン氏は語気を強めた。

免疫細胞が血液を介して脳の中に侵入すると、炎症を引き起こすことが、ネズミによる実験で確認されたというのだ。この炎症によって脳が傷つき、うつ病などの発症や、その長期化に影響しているのではないかという仮説を立てている。

さらには、ストレスが炎症を促進することによって、糖尿病などの生活習慣病の悪化に関係している可能性もあるという。

シェリダン氏は慎重に言葉を選びながら、こう語った。

「まだ、答えは出ていません。しかし、ひとつ確実に言えることは、慢性的なストレス反応が続くことによって、体の中で思ってもみない反応が引き起こされる可能性があるということです」

ストレスが〝殺人細菌〟を作り出す

ストレスがきっかけになって、細菌が血管を破る——

という驚くべき研究結果を発表したデイビット・デイビス教授に会うために、アメリカのニューヨーク州立大学ビンガムトン校へと向かった。ニューヨークから、ハイウェイに乗って三時間あまり。ビンガムトンという緑豊かな郊外の町にその大学はある。

広大なキャンパスの中には、何棟もの新たな研究室が建設中であった。その一角にある新しい建物が目的の研究所である。ホールでデイビス氏が出迎えてくれた。挨拶を終えると、セキュリティロックがかかったドアを開けて、部屋へ招き入れてくれた。天井が高い、清潔な研究室だ。

デイビス氏によると、突然死の可能性が高い動脈硬化を起こした患者の血管を詳しく調べたところ、血管の壁から本来は「存在するはずのない細菌」を発見したという。

デイビス氏は顕微鏡画像をディスプレイに映し出して説明を始めた。

画像は血管の断面図で、組織が染色してある。血管は緑に染まっていて、動脈硬化が起きている部分が盛り上がって見える。その動脈硬化とされる部分に赤色の粒々が見えるのだ。これは大量の細菌だという。

驚いたことに、どの患者の血管の壁にも細菌がいて、平均すると一九種類に及ぶことが分かったのだ。これは決して珍しいことではなく、だれもが感染している可能性があると

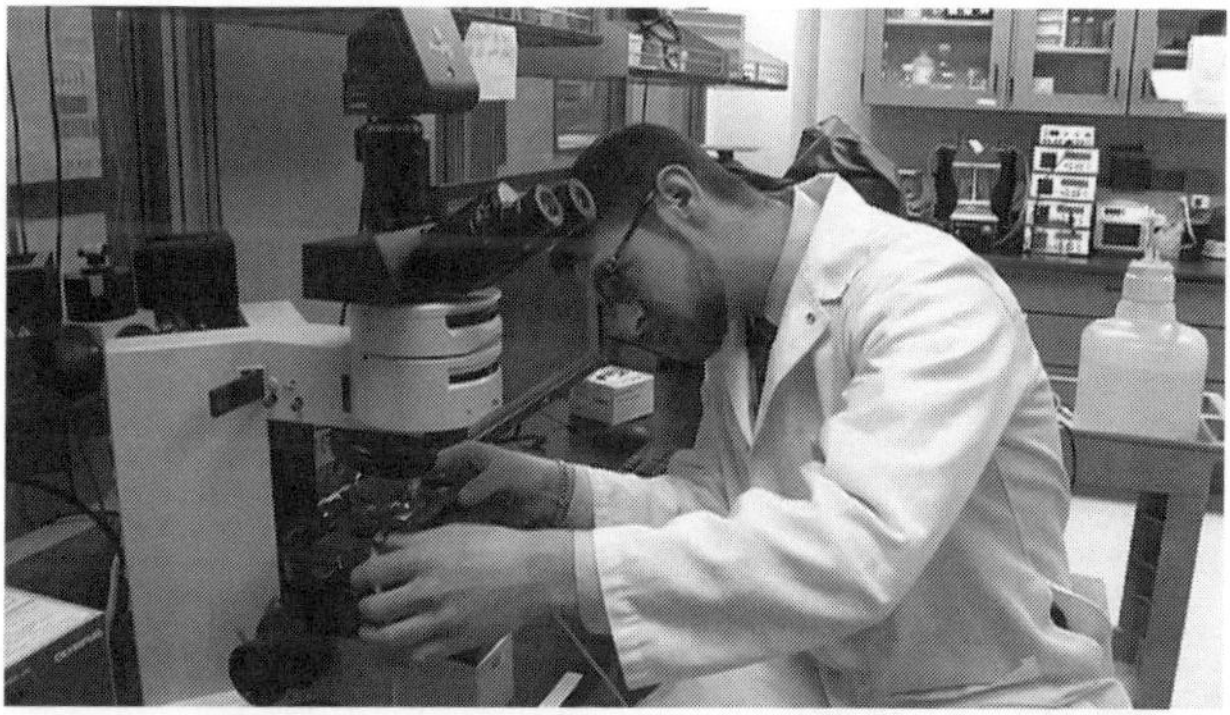
チューブから鉄分を流し込み、細菌にストレスがかかった状態を再現する研究員

いう。

この細菌たちはいったいどこから血管の中に入ったのだろうか。詳細は解明されていないが、歯ぐきや鼻などが傷つき出血した際に入り込んだと考えられる。

デイビス氏は次のように推察している。

「血管の中に入った細菌は、普通ならば免疫細胞によって除去されてしまいますが、動脈硬化を起こした部分があると、そこに細菌がもぐりこんで免疫細胞の攻撃から逃れ、増殖するのではないかと考えられます。動脈硬化がない、若くて健康な血管には、細菌は入り込みにくいと考えられます」

では、体内に細菌が入り込むと何が起こるのだろう。

細菌は全身を巡り、一部が血管の中に棲《す》みつ

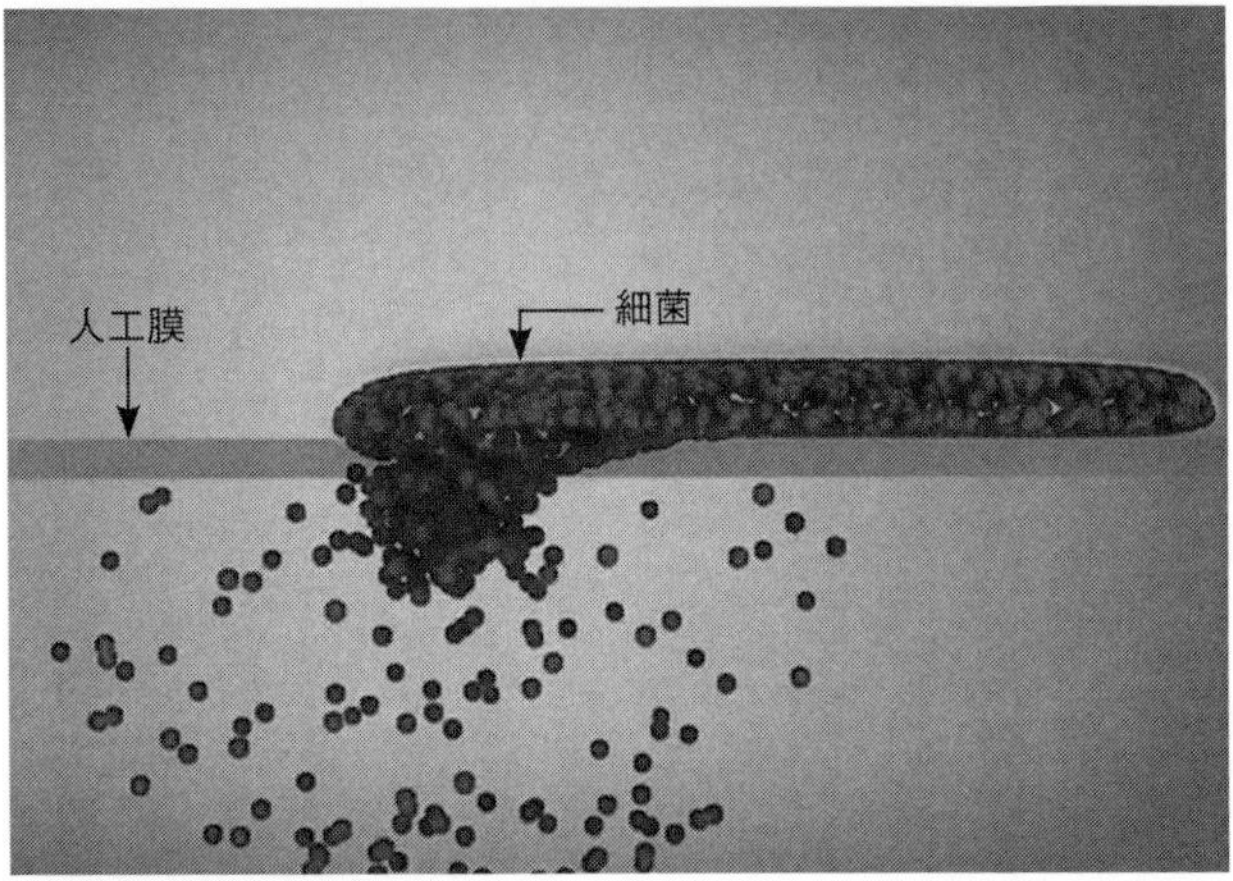

活発化した細菌が、血管の壁を破る（イメージ）

く。これだけでは細菌は悪さをしないが、ここにストレスホルモンが加わると血液の中の鉄分が切り離されてしまい、驚くべきことが起きるのだ。

その状態をデイビス氏たちが再現してくれた。顕微鏡の上には、金属プレートが取り付けられている。そこには血管にあたる人工の膜が敷いてあり、その上に肉眼では見ることのできない細菌を置く。その細菌に鉄分を加えて、ストレスがかかった状態を、人工的につくり出すのだ。

二〇分ほど経つと、細菌のかたまりがうごめき始めた。そして次の瞬間、細菌は下に向かって膜を突き破ったのだ。

もしもこの現象が実際の人間の血管で起こったならば、わずか数十分で脳出血や大動脈破裂、あるいは心筋梗塞などの突然死につながることも考えられる。

細菌が血管を破るメカニズムを、デイビス氏は次のように考えている。

「通常、鉄分は血液の血漿成分《けっしょうせいぶん》と結合しているため、細菌は鉄分不足の状態にあると考えられます。

ところが、ストレスホルモンによって鉄分が血漿成分から切り離されると（次頁図Ⅰ）、細菌が鉄分を取り込み、細菌の活動が活発化するのです（図Ⅱ）。活発化した細菌は、酵素を分泌しながら増殖。血管の組織も溶かし、ついには血管自体を破ってしまうのです（図Ⅲ）」

このように、ストレスがかかると血圧が上昇すると同時に、細菌の活動が活発化して周囲の細胞を溶かし始める。あたかも血管を破裂に導くかのように、あらゆる事態が同時進行していくのである。

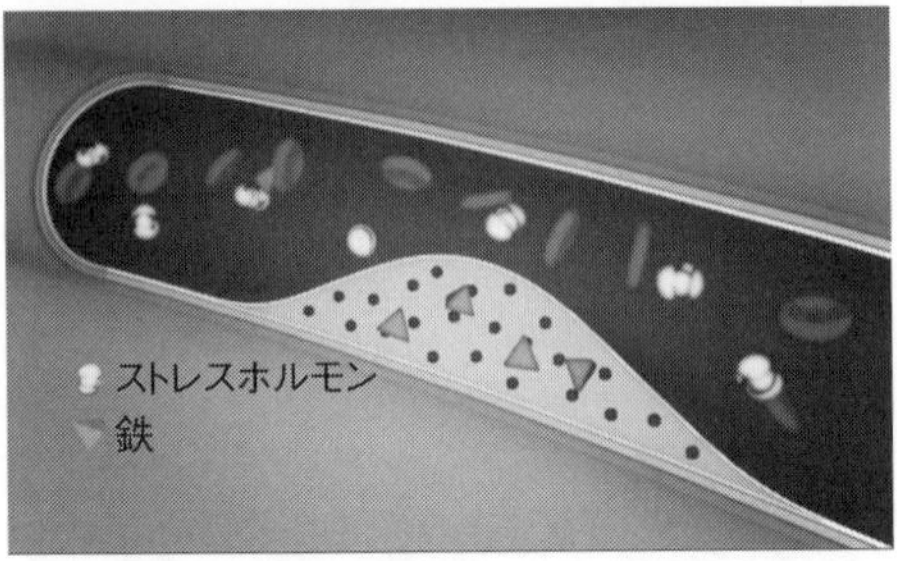

図Ⅰ：ストレスホルモンが増えると、鉄分が血漿成分から切り離される

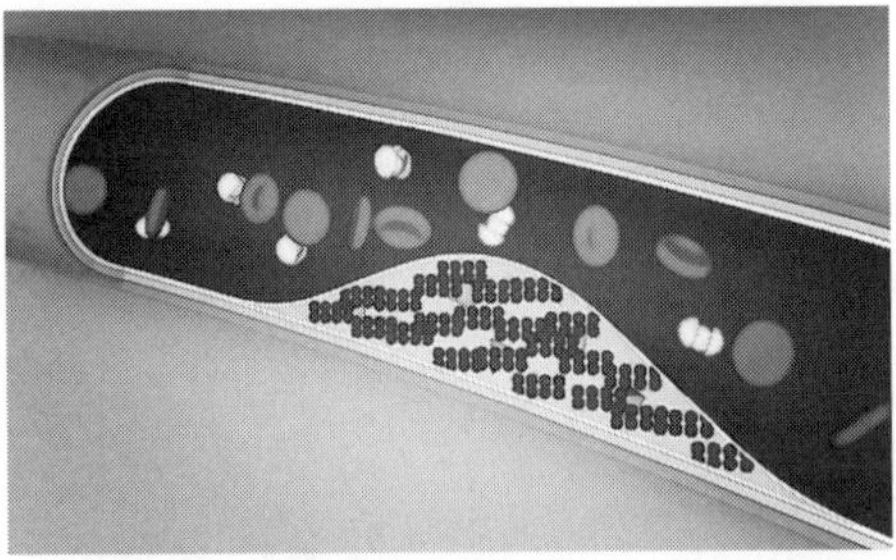

図Ⅱ：細菌が鉄分を取り込んで活発化

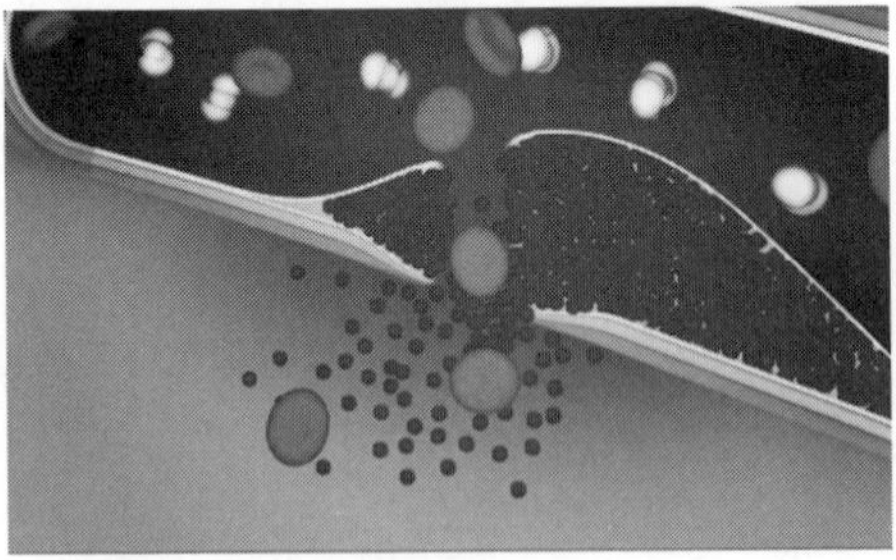

図Ⅲ：血管を破り出血を起こした状態

血管の壁に付着する危険な虫歯菌

細菌が血管の破壊と関係していることを示す研究は、大阪大学歯学部と国立循環器病研究センターが共同で行っている。

同センターの脳神経内科医長、猪原匡史《いはらまさふみ》氏は、脳の血管の専門家であり、血管に注目した認知症の予防研究も行っている。氏は、脳出血を起こした患者の中で、「微小出血」と呼ばれるわずかな出血を起こしている人たちに注目した。

大画面に映し出された脳のＭＲＩ画像を、猪原氏が指で指し示す。そこには、直径数ミリほどの黒い丸が映し出されていた。これが微小出血だ。この微小出血が多いということは、血管が傷んでいることを表し、大きな脳出血につながる可能性のある危険な兆候だという。

猪原氏たちはこの微小出血がある患者のだ液を採取。大阪大学歯学部の仲野和彦教授がその中に含まれる虫歯菌の詳細な分析を行った。

猪原氏と仲野氏は、「虫歯菌の種類と微小出血の間に相関関係がある」と予測していたのだが、分析の結果、「虫歯菌の接着能力と微小出血の数」に相関関係があることが判明した。微小出血の個数が多い人の口の中には、血管の壁に付着する能力が高い虫歯菌がい

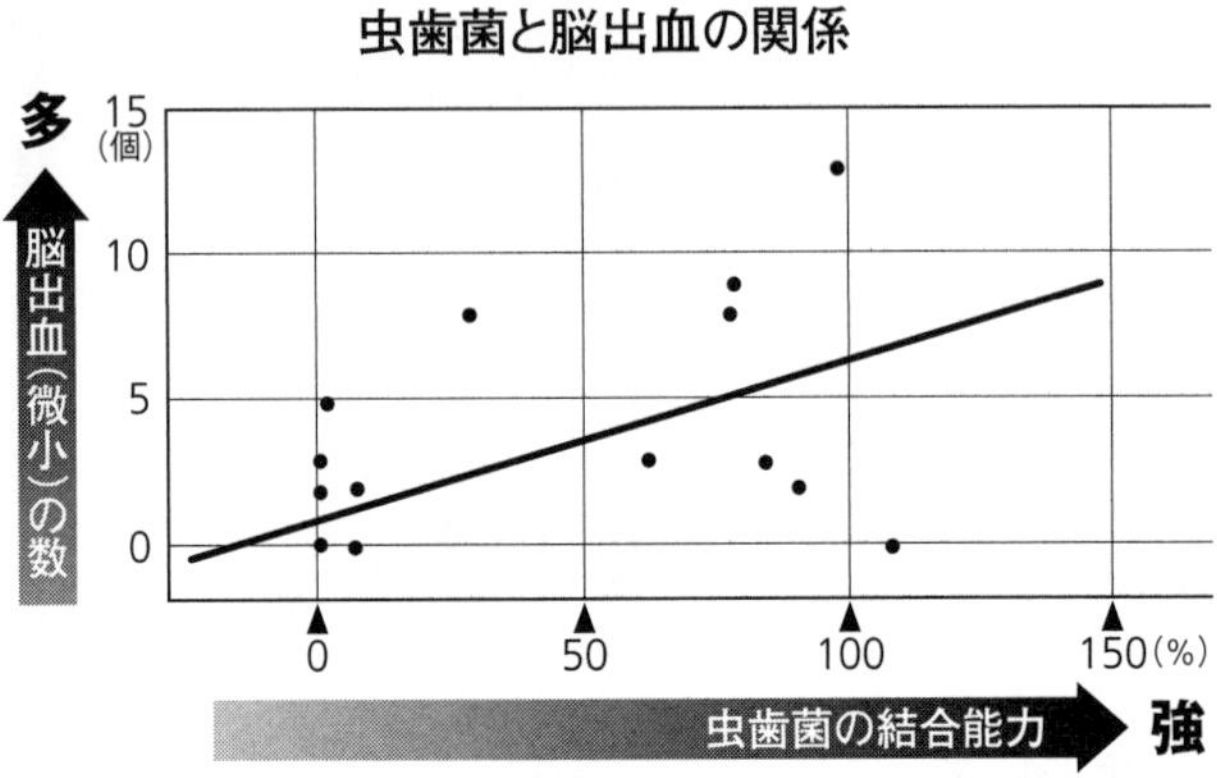

ることが分かったのだ。
　つまり、この虫歯菌が歯ぐきの傷などから体内に侵入すると、高い接着力で脳の血管に付着。やがて、血管を破って微小出血をつくると考えられるのだ。
　脳卒中に詳しい猪原氏は、これまでの概念を変える大きな発見だと言う。
「これまで微小出血には、高血圧や糖尿病が関係していると考えられていました。しかし、高血圧をコントロールしても微小出血が起こってしまう人がいたので、別の要因があると予測していたのです。今回明らかになった虫歯菌と微小出血の関係は、かなり密接なものだと考えています。虫歯菌は微小出血を引き起こす大きな要因だと思われます」

一方、虫歯に詳しい仲野氏は、虫歯菌が体に入る際には、ストレスが関係していると推測している。

「ストレスが多いと免疫が弱くなり、出血しやすくなることが分かっています。もちろん体内に侵入した虫歯菌への免疫の攻撃も弱くなります」

仲野氏は、虫歯菌と微小出血の関係を恐れるのではなく、むしろ虫歯や歯周病の予防と治療が脳出血の予防につながると考えるべきだと言う。

「将来的には、リスクのある虫歯菌を持っている人を特定して、そうした人を中心に予防法をしっかりと実践していくことによって、歯科の治療から脳出血を発症する患者さんを減らしていくことができると考えています」

歯科の治療で脳出血の予防ができる時代は、そう遠くないかもしれない。

ストレスは風邪を引きやすくする!?

ここまでは、いわば命に関わる病気とストレスの関係を紹介してきた。だが、ストレスが関係する病気は非常に多岐にわたっており、直接的に命を脅かすものだけではない。例

ストレスと風邪の関係

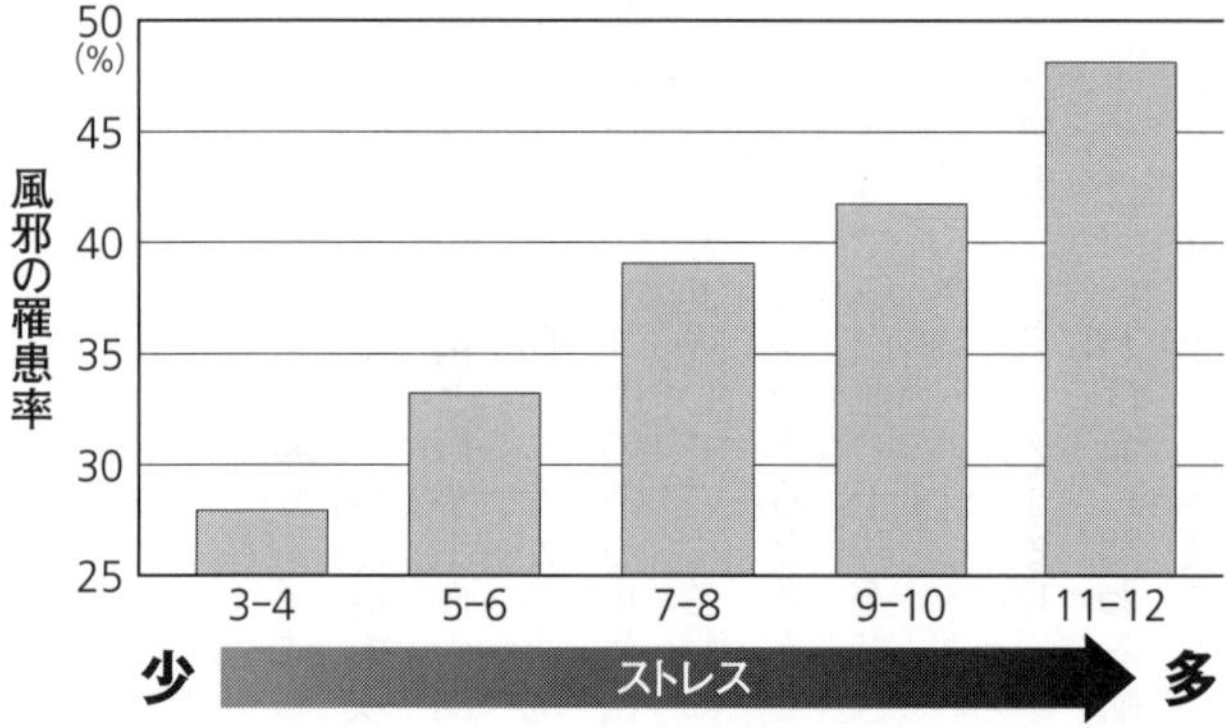

えば、最もわれわれに身近な病である「風邪」もそのひとつなのである。

ピッツバーグにあるカーネギーメロン大学のシェルダン・コーヘン教授は、一九八〇年代に大規模なストレス研究を実施し、風邪とストレスの関係を明らかにしている。

研究に協力したのは、健康な大人三九四人。まずは、ストレスがどれくらいたまっているかを調査し、そのあとに、鼻の粘膜に風邪ウイルスが入った液体を垂らした。被験者には、そのまま六日間病室で過ごしてもらい、風邪を引くかどうかを調査したのである。

その結果、ストレスが多い人ほど風邪を引く割合が高いことが判明した。

しかも、慢性的なストレスに悩む人ほど風邪を引きやすかった。ストレスで免疫が弱くなることが原因だと考えられるが、〝ストレスの質〟が結果に大きく影響しているとコーヘン氏は言う。

「特に、人間関係のストレスが大きいですね。親しい人や配偶者、上司とうまくいかないといったことです。これは、昨日、妻と言い争ったという程度のことではありません。もっと慢性的に、長期間にわたって問題がある場合のことです」

もしも、最近よく風邪を引くようになったという方は、その原因が慢性的、長期的な人間関係からくるストレスにないかを疑ってみる必要があるだろう。

ストレスが関係する病はこんなにあった

いままで紹介した病気以外で、ストレスが関係すると考えられる主な病を、ここでまとめておこう。

●じんましん、アレルギー

ストレスで自律神経が興奮することで分泌される物質が、皮膚の中の細胞に働きかけて、じんましん、アレルギー反応を悪化させると考えられている。

●胃炎、胃潰瘍、十二指腸潰瘍

ストレスで胃が痛くなったという経験がある人も多いのではないだろうか。ストレスによって胃酸の分泌量が増えたり減ったりし、胃の運動機能が弱まることが関係している。

●肺塞栓症

肺の血管がつまって命を奪われる危険性もある肺塞栓症、通称、エコノミークラス症候群にもストレスが関係している。ストレスホルモンによって血液の中の血小板が固まりやすくなり、血管をつまらせてしまう。

●糖尿病

ストレスホルモンには血液中の糖を増やす働きがあるため、ストレスがかかると糖尿病が悪化してしまう。

ここでは、代表的なものだけを挙げたに過ぎない。

ストレスに弱い現代人の脳

ストレスがさまざまな病を引き起こしたり、悪化させてしまう危険があることはお分かりいただけたと思うが、こんな疑問を持つ人もいるのではないだろうか。

「ストレスなんて、いまに始まったことではない。昔からストレスを原因とする病気はたくさんあったのに、現代人がストレス、ストレスと騒いでいるだけではないのか」

こうした疑問に答える研究結果が、ドイツのハイデルベルク大学の研究チームから発表されている。脳の扁桃体の働きに注目した研究だ。

研究チームは、村、町、都市に住む人ごとに、扁桃体の反応のしやすさを調査した。すると、被験者の住む環境によって、扁桃体の反応に違いがあることが明らかになったのである。

結果は、同じストレスをかけたにもかかわらず、都市に住む人の扁桃体が最も反応しやすく過敏になっており、村に住む人の扁桃体が最も反応しにくく、町に住む人はふたつの

扁桃体の反応

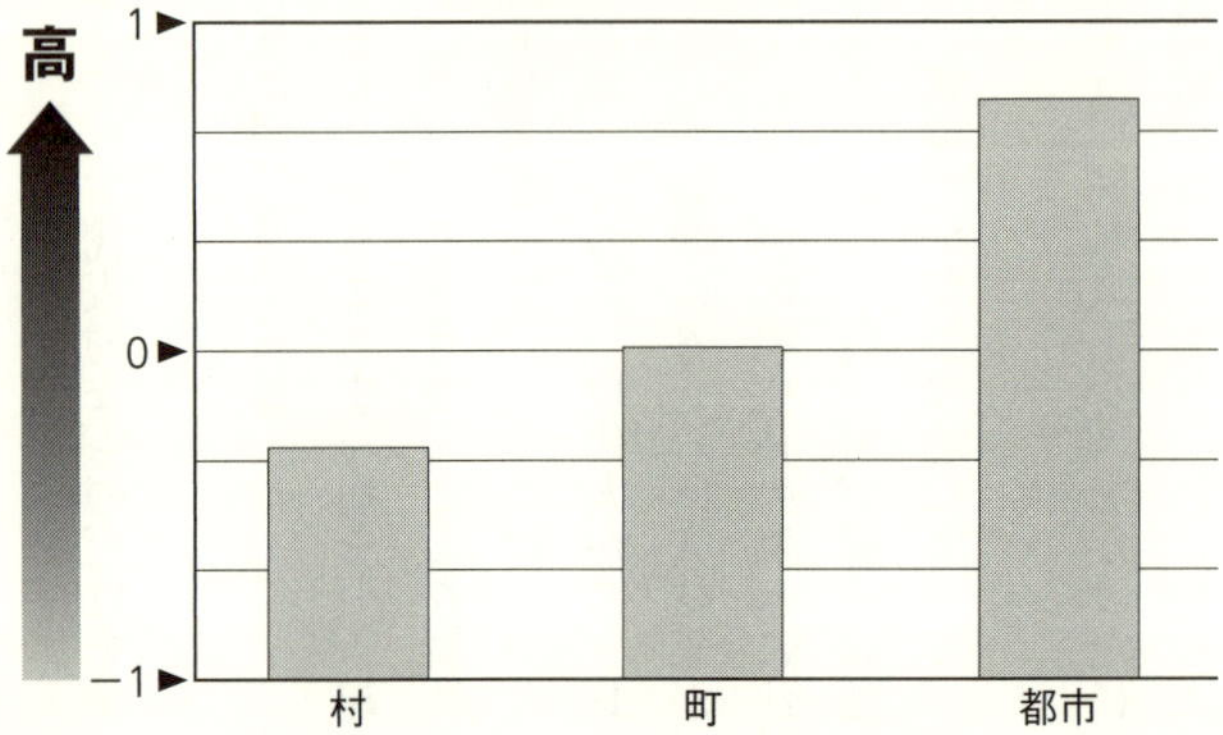

中間であるというものだった。扁桃体が反応しやすいということは、ズバリ、ストレス反応を起こしやすいということである。

ストレス研究の世界的権威、ロックフェラー大学のブルース・マキューアン教授は、刺激の多い日常が扁桃体を過敏にすると考えている。

「大昔、人間の扁桃体は危険が迫ったときにだけ活性化したと考えられます。しかし、現代の都市生活者は、常に扁桃体が活性化した状態に陥っているのです」

都市には信号やネオン、人混み、騒音などが多く、どれもが扁桃体を刺激することにつながる。常に多くの刺激を受けて過敏になっている扁桃体は、ちょっとしたことにも大きく反応して、ストレス反応を拡大してしまうのである。

また、住んでいる地域にかかわらず、現代人の必須アイテムである、スマートフォンやパソコンも扁桃体に刺激を与えると考えられている。

「現代社会は、扁桃体を常に刺激することによって、ストレスに弱い脳をつくり出しているといえるのです」

マキューアン氏はこう警告した。

私たちは扁桃体を刺激し続ける環境に生きているということを、もっと意識する必要があるのかもしれない。

第四章　対策Ⅰ

脳を変化させる運動と病を防ぐ食生活

ストレス対策最先端のアメリカに注目

これまで、国内外で行われている最新のストレス研究から、私たちの心と体を脅かすキラーストレスの存在とそのメカニズムを見てきた。少々、難解な部分もあったかもしれないが、ストレスを感じたとき、「いま扁桃体が、副腎が、自律神経が……」などと思い浮かべながら、心や体に及ぼす影響を具体的にイメージすることが重要である。

ところで、あなたは日常において、なんらかのストレス対策をしているだろうか？ひと口にストレス対策といっても、現代には、実に多くの対策法が存在している。さまざまな角度から研究者が日々挑んでいるストレスの解明は、これまでにはなかった新たな解消法を生み出すことにもつながっている。

私たちが注目したのはストレス大国といわれるアメリカである。この国はストレス対策の研究と普及で世界の最先端を走っている。いくつかの例を紹介しよう。

アメリカ心理学会では、一般の人に向けて五つのストレス対策を推奨している。

一　ストレスの原因を避ける

二　笑い
三　友人や家族のサポートを得る
四　運動
五　瞑想

一番目の「ストレスの原因を避ける」は、簡単なようで難しい。しかし、ストレスに立ち向かうためには、大切なポイントだ。原因を見つけ、それを遠ざけることができれば、ストレスは軽減されるはずである。とはいえ、自分の努力だけでは、解決しないこともある。

二番目の「笑い」は、自らが笑顔でいることに加え、周囲を和やかにすることによって、ストレスがかかる状況を改善する効果があるだろう。

三番目の「友人や家族のサポートを得る」は、信頼できる友人や家族に、自分がストレスを浴びている状況を伝え、それを共有してもらうことを意味する。それだけでストレスの緩和につながるという。

そして、四番目の「運動」である。

「運動すれば、気分がスッキリしてストレス解消になるのは、当たり前じゃないか」と思われるかもしれない。しかし、話はそう単純ではないのだ。運動が「ストレス反応の暴走」を確実に抑えることが明らかになってきたのだ。

自律神経の興奮を抑える運動

私たちはカナダのロンドンという街を目指した。イギリスの首都ロンドンと同じスペルのLondonだ。大都市トロントから車で南西に二時間ほどのところにある、緑の多い美しい街だ。

同大学は、歴史を感じさせる石造りの建物と、近代的な建物が共存している美しいキャンパスを持っている。スキンヘッドの屈強《くっきょう》そうな男性が笑顔で待ち合わせ場所に現れた。ケビン・シューメーカー教授だ。

「そろそろ運動をする人たちが来る時間だから、中へどうぞ」

挨拶もそこそこに、建物の中へと案内してくれた。天井が高く、開放感いっぱいの気持ちのよい空間だ。自転車こぎ、ランニング、筋肉トレーニングなどのマシンが並んでいてスポーツクラブのようだ。

間もなく、何人かの被験者が部屋に入ってきた。五〇代~七〇代の男性と女性、合わせて八人。データを読み取る機械に個人カードをかざし、研究員と談笑したあと、運動を開始した。マシンには参加者の運動メニューが表示され、同時に運動量のデータも自動的に測定できるそうだ。

参加者は全員心臓病を患った人たちだ。その中のひとり、五〇代の男性は高校教師で、心筋梗塞に襲われた経験を持つという。

「当時はとてもストレスが多かったよ」

そう振り返る。

ウォーキングをしていた五〇代の主婦は、

「子育てがストレスだったの。心臓病になったけれど、こうして運動すると調子もいいし、何より気分がいいの」

と話す。

彼女はウォーキングのあとも、マシンを使って体を動かしていた。

七〇代の男性に、運動で心臓発作を再発する不安はないかと尋ねてみた。

「いや不安はないよ。専門家がいるし、逆に調子がいいよ」

と、息を上げながらも運動を続けていた。

シューメーカー氏の研究は、心臓病の患者が運動をすることによって、自律神経がどのように変化するかを捉えようというものだ。アスリートから心臓病の患者までを対象に、運動による脳の変化の研究を行っているのだ。

運動が持つ驚くべき効能

私たちは、被験者の男性が自律神経の測定をする隣の部屋へと招かれた。ベッドに横たわった男性に、心拍数を測定する機器などを装着したあと、右ひざの少し上あたりに電極のついた針を刺す。ノイズのような音が部屋中に響き、モニターに波形が映し出される。最初はジャージャーという音だったが、針を刺したり、引いたりすると音が変わる。

この音と波形は自律神経の電気信号だという。耳から入る音と波形によって最適な測定場所を探しているのだ。

男性は「最初少し痛いだけだよ」と、こともなげに言うと目を閉じ、測定が終わると「また来週」とスタッフに挨拶をして帰っていった。

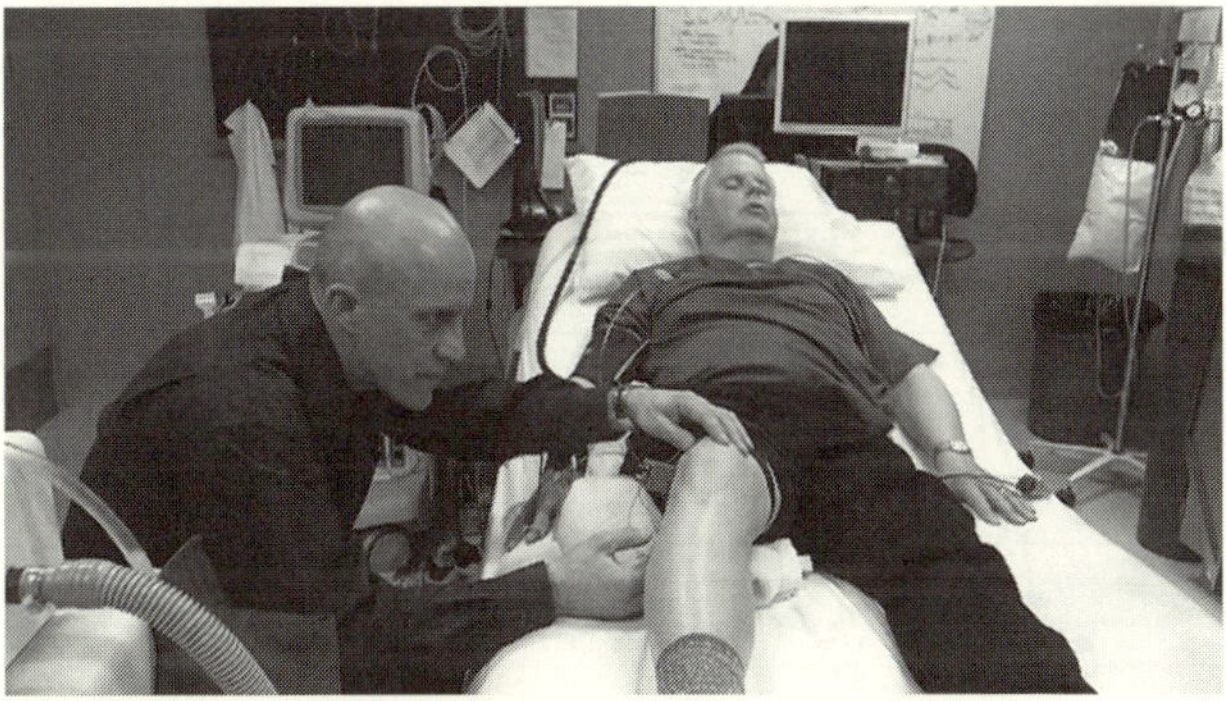

自律神経を測定するために被験者に針を刺すシューメーカー氏

シューメーカー氏は、キャンパスの中心に近いオフィスへ移動すると、これまでの研究結果を解説してくれた。

パソコンのモニターに、先ほど研究室で見た自律神経の波形が映し出された。まず、健康な人と心臓病の人の波形を比較すると、心臓病の人の波形は山の部分が高く、しかもその数が多かった。

「心臓病の人は、健康な人よりも二〇%、自律神経が興奮した状態になっています」

これは、心臓病の人により多くのストレスがかかっていることを意味する。

続いて、その心臓病の人たちが六か月間の運動プログラムを行ったあとの波形が映し出された。そこには、大きな変化が現れていた。自律神経の興奮の程度を表す波形の山が低くなっていた。興奮が収ま

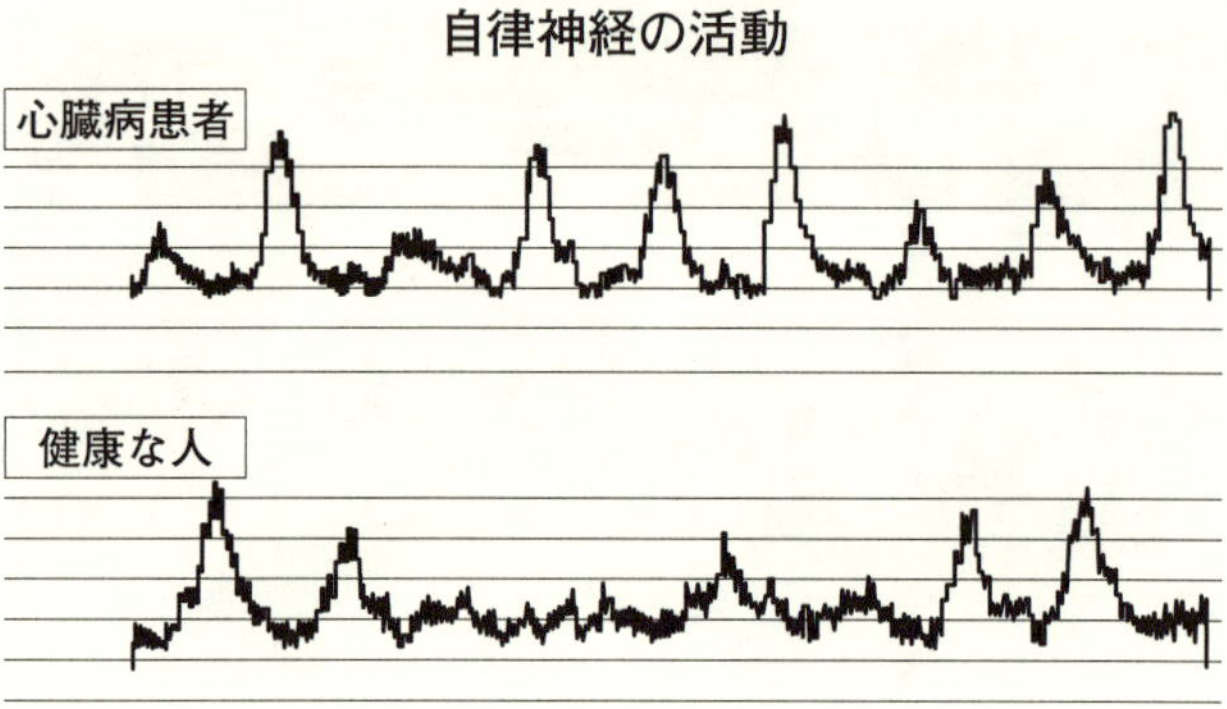
自律神経の活動
心臓病患者
健康な人

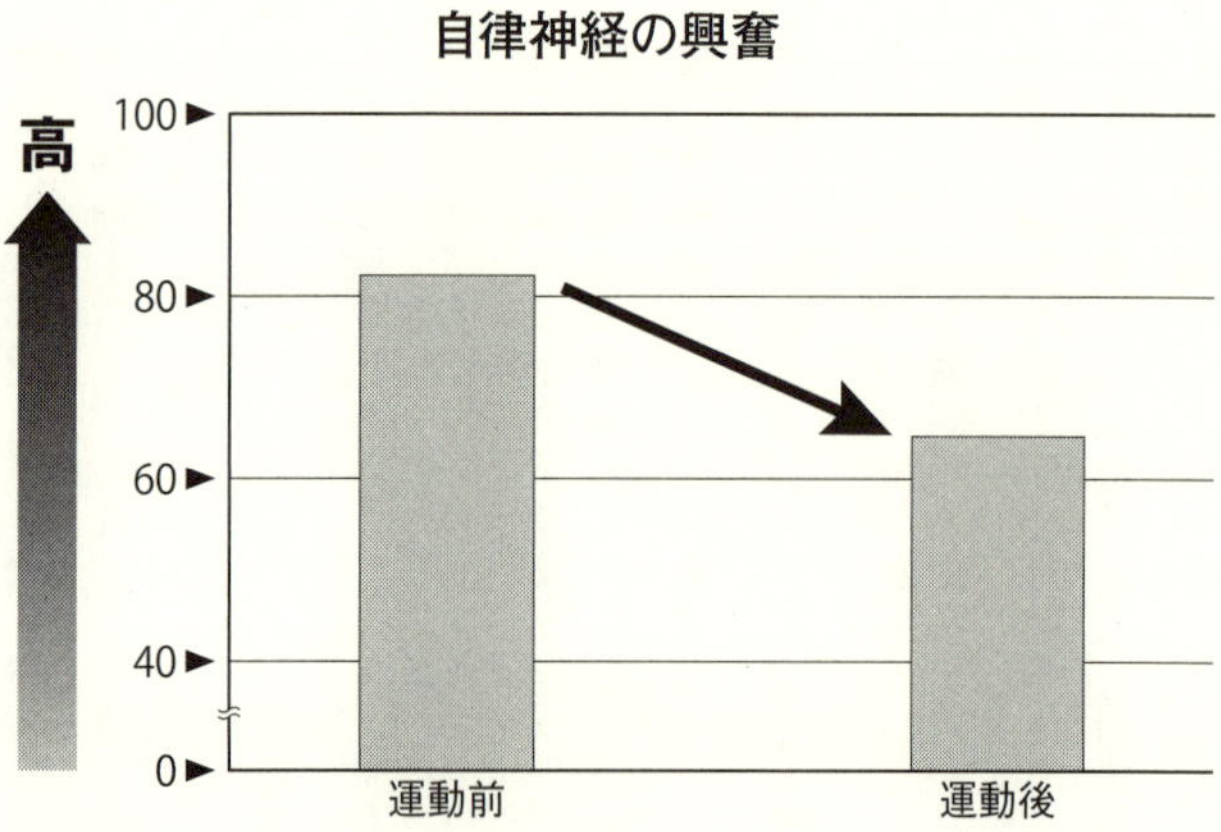
自律神経の興奮
高
100
80
60
40
0
運動前
運動後

り、正常な値になっていたのだ。

「運動は自律神経が興奮するのを阻止します。ストレス反応の暴走を抑え、心臓、脳、肝臓などの臓器を守ることにつながるのです。しかも、こうした運動トレーニングでマイナスな結果になった例はありません。自律神経の興奮を抑える効果は、高齢者や何らかの病気を患っている人ほど高いといえます」

シューメーカー氏はこう断言する。

研究に参加した被験者たちも、口々に「調子がいい」「いい状態だ」と満面の笑顔で答えていた。運動をするとどんな変化が起こって自律神経の働きが正常になるのだろうか。

運動が脳の構造を変える

さらにリサーチを進めていくと、新たなことが分かってきた。運動は単なる気晴らしなどではなく、自律神経の興奮を抑え、〝脳の構造を変える〟というのである。運動によってストレス反応の大元である脳が変化することで、ストレスが解消するというのだ。

その研究結果を求めて、私たちはアメリカのミシガン州デトロイトへ向かった。カナダのロンドンからは車で約三時間の道のりだ。目的地はウェイン州立大学の医学部である。

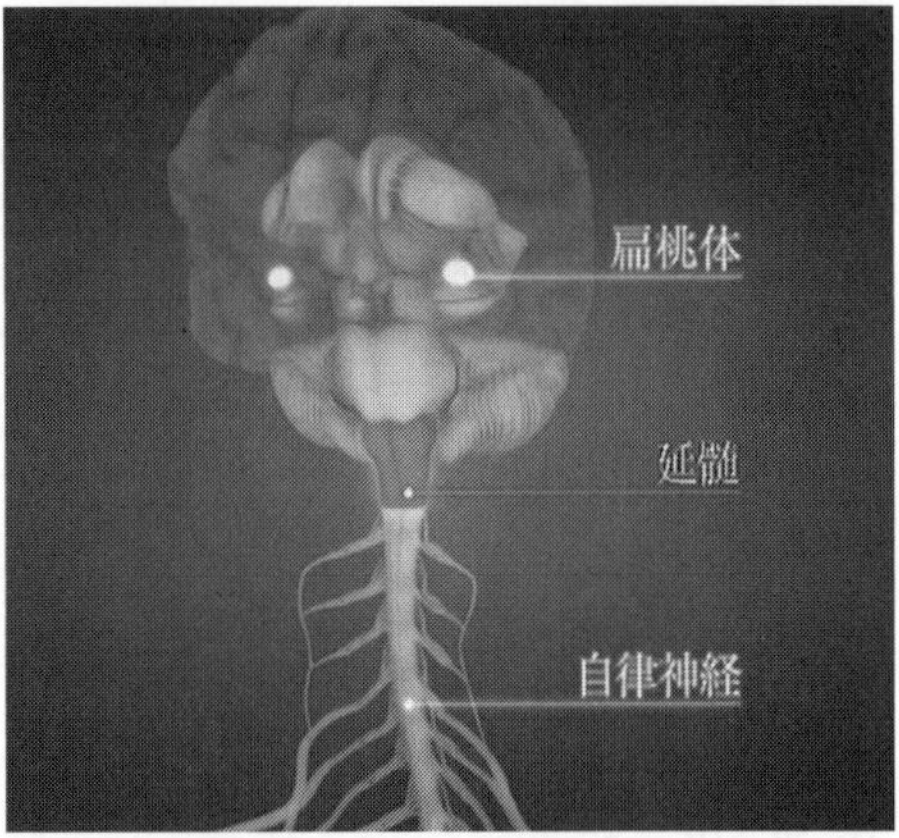

延髄は扁桃体からの情報を自律神経に伝える大事な役割を担っている

キャンパスの中に大きな病院があり、救急車が慌ただしく入っていくのが見えた。病院の隣にある高いビルが、約束の場所である。

一階の受付に来意を伝えると、ややあってから、引き締まった体つきの男性が軽快にこちらに走り寄ってくるのが見えた。パトリック・ミューラー准教授だ。

ミューラー氏は脳に及ぼす影響を調べている。研究室にはいくつもの顕微鏡とさまざまな研究機器が、所狭しと並べられていた。研究員の手元を見ると、ネズミの脳の断面を顕微鏡で確認しているところだった。

彼らがネズミを運動するグループと運動しないグループに分けて、一一週間後、脳の変化を詳しく調べたところ、脳の「延髄《えんずい》」と呼ばれる部分に、ある変化が見られたという。

延髄は脳の最下部で脊髄に続いている。アントニオ猪木の有名なプロレス技「延髄斬り」をご存じの方なら、場所の見当がつくのではないだろうか。

延髄は恐怖や不安を感じる扁桃体から脊髄へとつながる経路の、いちばん脊髄に近い位置にある。扁桃体の情報を自律神経へ伝える重要な役割を担うとともに、自律神経自体の制御にも関わっている。

ミューラー氏はパソコンの画面で、一一週間の実験の結果、ネズミの延髄にどのような変化が起きたのかを見せてくれた。

次頁の図は、二匹のネズミの延髄の神経細胞の画像である。神経細胞から脚のような突起がいくつも飛び出しているが、運動したネズミと運動していないネズミを比べると、前者の神経細胞の突起は、ほぼ半減していたのである。

「突起が多いと、延髄の神経細胞が扁桃体から受け取る情報が増えます。その過剰な情報が自律神経に伝わり、興奮させてしまいます。しかし、運動することにより神経細胞の突起が減ると、受け取る情報が減り、延髄から適正な量の情報が伝達されるようになり、自律神経が興奮することもなくなるのです」

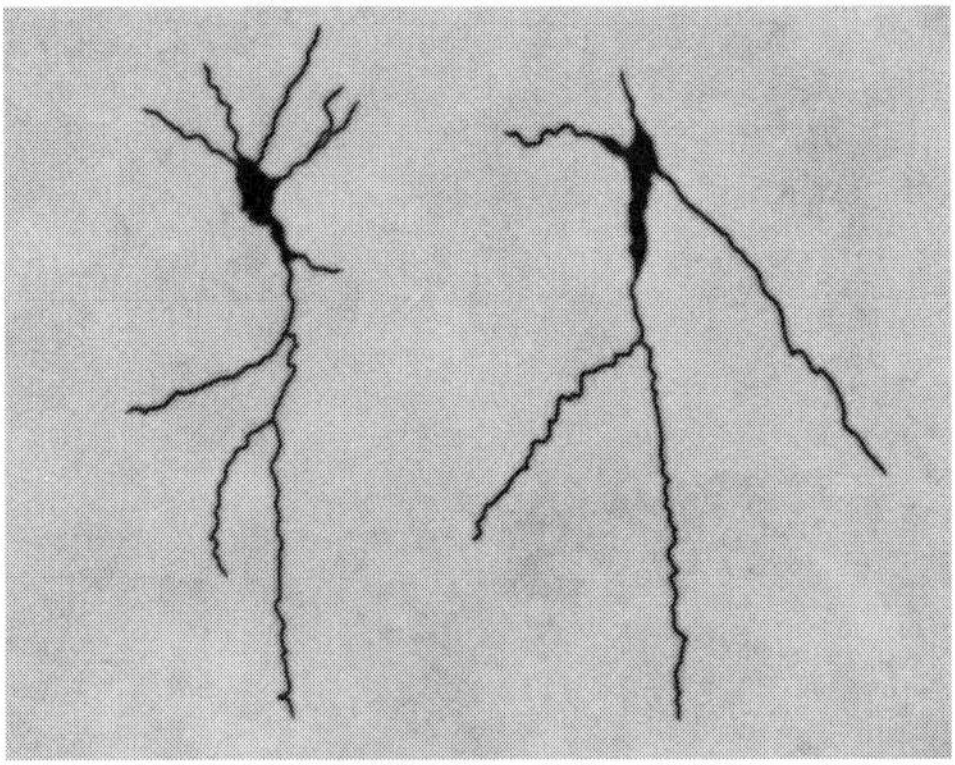

運動をしたネズミ（右）の延髄の神経細胞は、突起が減少している（ウェイン州立大学提供）

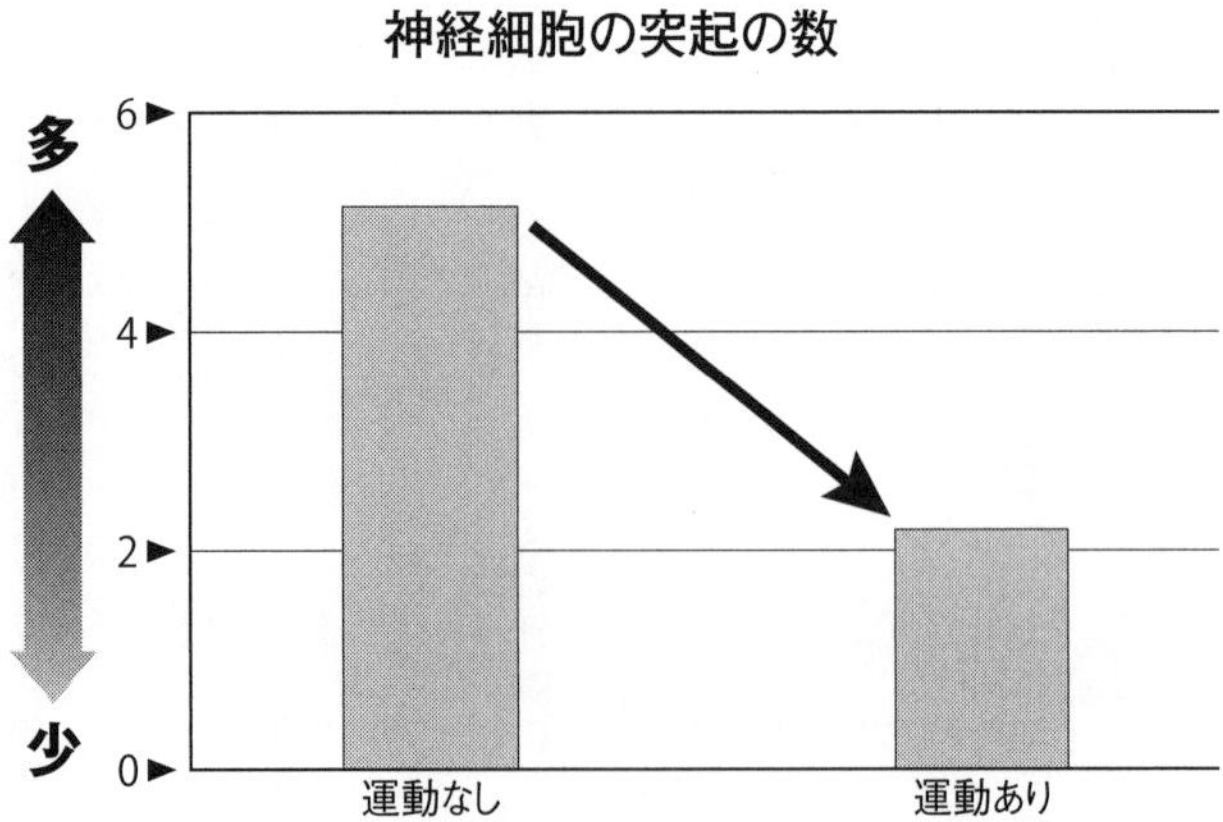

ミューラー氏は神経細胞の突起の数を減少させることが、ストレス反応の暴走を防ぐことにつながると考えている。

また、延髄には血圧を制御する中枢があると考えられており、突起の数が減ることによって、血圧を正常にコントロールできるようになると推測しているという。

「重要なのは、運動によって神経細胞が変化する、つまり『脳（神経細胞）自体』が変化するのが分かったことです。変化を持続するためには、定期的に運動をすることが重要です。運動しなくなると、すぐ元に戻ってしまいます。いま運動していないという人は、ぜひ、運動を始めてください。必ず効果があります」

ミューラー氏は力強くこう語った。

このとき、彼はパソコンが載った机の前で、立ったままの状態で話していた。椅子はなく、パソコンは胸までの高さがある机の上に置いてある。常に立って作業をしているのだ。少しでも運動をするために、「ながら運動」を実践しているのである。

「運動にはまだまだ効果があるはずです、運動の有益な効果を全て明らかにしていきたいと思っています」

こう決意を語ってくれた。

運動によって脳が変化するという事実は、ミューラー氏の研究以外でも、次々と明らかになってきている。私はこれまで、認知症の予防や対策の取材を継続してきたが、ウォーキングなどの軽い運動を行うだけで、脳の記憶を司る海馬が大きくなることも判明している。たとえ高齢者でも、運動によって脳は変わっていくのだ。

さて、気になるのは、いったいどれくらい運動すればよいのかである。

ウエスタンオンタリオ大学では、息が少し上がる程度の速さ、つまり体に少し負担がかかる程度の速度で歩く有酸素運動が、メニューの基本になっていた。これを週三回、三〇分ずつ行うのだ。これなら運動施設に通わなくても誰でも行うことができる。

この「早歩き」はストレス以外の研究でも、健康へのさまざまな効果が認められている。通勤や通学、買い物といった日常生活の中にこの早歩きを取り入れることを、ぜひお勧めしたい。

発作を起こした患者が行う心臓リハビリ

運動によって自律神経の状態を改善する方法は、実際の治療にも生かされている。その様子を取材するために、再び国立循環器病研究センターを訪ねることにした。

　病室のベッドに横たわる男性がいた。急性心筋梗塞に襲われ緊急搬送された東島隆さん（仮名）、六四歳だ。まだ肌寒い三月下旬の深夜、急に胸の痛みに襲われた。駆けつけた救急車の中で心肺停止となり、危険な状態に陥ったが、幸い救命措置で命を取り留めることができた。

　東島さんはその当時のことをこう振り返る。

「救急車の中でＶＦ（心室細動）を起こして意識を失ったのですが、ＡＥＤで蘇生処置をしてもらい、目が覚めたときには胸を押されているのが分かりました。ああ、心臓マッサージをされてるんだなと思いました」

　入院から六日目、状態が安定してきたので、社会復帰を目指して治療を始めることになった。車椅子に乗って向かったのは、リハビリテーション室である。まずは、体にセンサーを取り付けて、ウォーキングマシンに乗って歩き始めた。もちろん、医師が心臓の状態をチェックしながら、危険のない状態で行う。

　この歩く治療は、

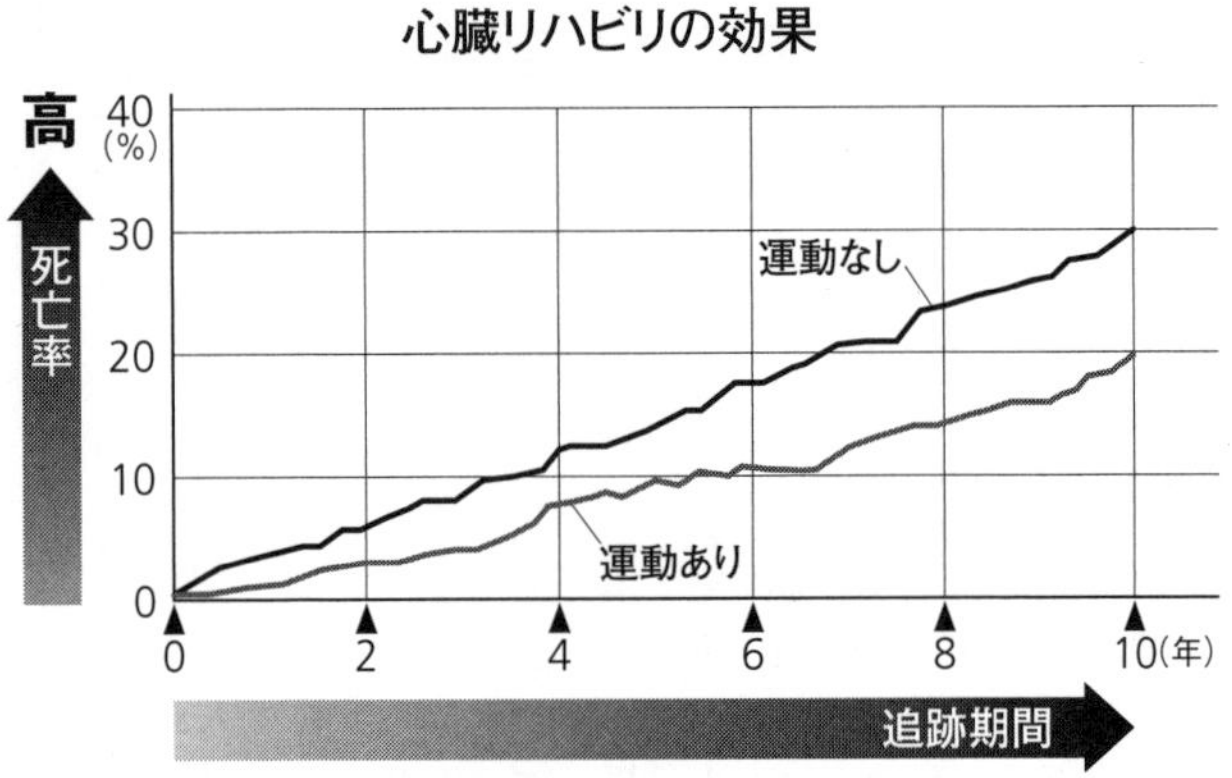

心臓リハビリ――

と呼ばれている。

以前なら、心臓発作を起こした人が運動するなどもってのほかであり、絶対安静が最善の治療だと思われてきた。しかし、さまざまな研究が進み、最近では、むしろ体を動かしたほうが、治療効果が期待できるという。

そのひとつがアメリカのメイヨークリニックの研究だ。心筋梗塞や狭心症の人を一〇年間追跡調査し、心臓リハビリを行った人と行わなかった人で比較してみると、行った人の死亡率が五〇％近くも低かったというのである。

もちろん運動がもたらす自律神経への効果だけでなく、患者を取り巻くさまざまなプラスの要素が複合することで得られた結果だと考えられている。

心臓リハビリを始めた東島さんは、最初は恐る恐る歩いている感じだったが、やがてしっかりとした歩き方に変わっていった。

その様子を見守っていた心血管リハビリテーション科の中尾一泰《かずひろ》医師は、このリハビリの効果はほかにもたくさんあると言う。

「大きな病気をすると、うつ傾向になったりして、精神的にも落ち込みますよね。しかし、しっかり体を動かせると、気持ちも前向きになって、社会生活に戻りやすくなるのです。心臓リハビリには、こうしたメンタル面での効果も知られており、いろいろな面でメリットがあるのです」

運動は心臓病の再発を予防する心臓リハビリという「治療」となり、その効果も科学的に検証されている。「単に歩くだけか」と思われるかもしれないが、運動には私たちの想像以上に、体を回復させ保つ力があるのだ。

東島さんはウォーキングマシンを降りると、室内の散歩コースをしっかりとした足取りで歩き始めた。

心や体を守るために魚を食べよう

続いて紹介するストレス対策は、「食事」である。

運動同様に食生活の改善が大事なことくらいは誰にも想像がつくことと思う。しかし、最新研究はもう少し具体的に、どのような理由から、食事の内容がストレスから心や体を守る効果につながるかということを教えてくれる。

ストレス研究のスペシャリストとして知られる功刀浩氏に再び登場してもらおう。第二章で、うつ病患者の脳画像などから、ストレスが積み重なることで海馬が小さくなり、心の病につながる可能性を指摘していた研究者である。

功刀氏は長年の研究から、うつ病とは「慢性ストレス性精神疾患」だと考えている。それゆえ、ストレスと心の病に対処するには、日々の生活習慣を見直すことが大切だと主張している。ストレス対処に有効なものを日常生活の中に習慣として組み込むことが、基礎対策になるというのだ。

先に述べた「運動」がそのひとつ。もちろん良質な「睡眠」を確保することも重要だ。そして、「食事」も重要な対策法だという。

では、ストレスや心の病に効果がある食べ物とは、どのようなものだろうか。

フィンランドの大規模調査や、オランダの研究などさまざまな研究データから、精神疾患の予防や治療に明らかな効果が確認されたのは、「n－3系不飽和脂肪酸」である。その代表が、魚に多く含まれるEPA（エイコサペンタエン酸）やDHA（ドコサヘキサエン酸）と呼ばれる物質だ。

EPAやDHAは、かつて、「頭がよくなる⁉」と話題になったことのある物質だが、血液をサラサラにして動脈硬化を防いだり、血液中の中性脂肪を下げて糖尿病を防いだりといった、生活習慣病の予防効果があることが知られてきた。それが、ストレスと心の病の対策にも効果があることが分かってきたのだ。

その理由として、功刀氏は脳への影響を指摘している。

「ストレスが積み重なると脳の海馬が損傷しますが、DHAは脳の神経細胞膜の重要な構成成分であると同時に、海馬などで、神経細胞に栄養を与える活動を高めることが分かってきました」

詳細なメカニズムはまだ研究の途中だが、脳に良い影響を与える可能性が指摘されている。魚を食べる。それだけで、ストレス対処の効果を期待できる栄養素を摂取できるのだ。

魚以外にも、ストレス対処の効果が期待できる食べ物や飲み物が、次々と明らかになっている。

葉酸《ようさん》とビタミンB12だ。葉酸は枝豆やほうれん草、レバーに多く含まれ、ビタミンB12は肉や魚に多く含まれる。

また、乳酸菌やビフィズス菌などの善玉菌によって腸を整えると、気分がよくなる作用が報告されている。

さらに、緑茶にも気分改善作用があることが指摘されている。緑茶をよく飲む人は、飲まない人に比べて、うつ症状が少ないことが研究から明らかになってきた。

このように、最新科学ではストレスや心の病に対処するための食生活に関するデータが相当に蓄積されているのだ。功刀氏らはそうした研究を「精神栄養学」と名付けて、うつ病の治療などの臨床現場にも取り入れ始めている。

実践したい食生活八か条

特別に、功刀氏らが臨床研究を通して推奨している食生活のアドバイス「八か条」を公開してもらうことにした。

〈ストレス対処の食生活八か条〉

一　食事は規則正しく、ゆっくりと
二　十分な水分補給、特に緑茶を
三　魚は週に三回程度
四　ナッツ・アボカド・オリーブの脂肪がよい
五　玄米などの全粒穀物を
六　緑の野菜や、レバーで葉酸を
七　乳酸菌・ビフィズス菌で腸を元気に
八　砂糖や塩分・アルコールは控えめに

いくつか補足しておこう。

規則正しく食事をとることは言うまでもないが、特に朝食をおいしく食べることが重要だという。また、水分補給はジュースではなく、なるべく緑茶やミネラルウォーターを選ぶ。精白などの処理をしていない全粒穀物からは、ビタミンやミネラル、食物繊維を十分にとることができる。砂糖や塩分・アルコールを控えるなど、栄養バランスの整った食事が、ストレス対策の基本である。

生活習慣を見直そう

ストレスに立ち向かうためには、運動、睡眠、食事といった生活習慣の改善が大切だと述べてきた。これらが「大切だ」ということはお分かりいただけたと思うが、ちょっと胸に手を当てて、ここ数日の生活を振り返ってみてほしい。

●朝ゆっくりと、バランスのよい食事をとれたか?
●通勤途中に一駅歩いて運動する余裕はあったか?
●ぐっすりと眠って昨日の疲れを解消できているか?

実際のところ、どこまで実現できているだろうか。

仕事に追われて、深夜にカップラーメンをかき込んでいる人。家に帰って、眠い目をこすりながらシャツにアイロンをあてている人。そんなビジネスパーソンの姿が、容易に目に浮かぶ。かく言う私も、現在午前五時に執筆中。パソコンの青白い光と朝の光の区別がつかなくなる時間になってしまった……。

ここで、改めて確認しておきたいのだが、ストレスへの基礎対策として重要なのは、生活習慣を見直すことである。改善できるところから少しずつ、食事や運動、睡眠の習慣を整えていく。それによって、大きなストレス対策効果が期待できる。

その一方で、仕事や家庭など、ひとりではコントロールできない要素がある限り、生活習慣を自分だけのペースで作り変えていくことは容易ではない。現実的には生活習慣を整える工夫に加えて、それ以外のストレス対策を実行していく必要があるわけだ。

そのことに気づいたのは、「究極のストレス職場」で活躍する人たちを取材できたからだった。そこは、仕事や生活のほとんどを自分でコントロールできず、そればかりか、滞在しているだけで命の危険にさらされ続ける、いわばストレスに包囲された場所だ。

その場所とは、

「宇宙」である――

次の章では、「究極のストレス」に対処する宇宙飛行士たちの取り組みから、私たちの生活にも効果的に生かすことができるストレス対策法を探っていく。

第五章　対策II
ストレスを観察し対処するコーピング

ストレスがあふれている宇宙でのミッション

人類未踏のフロンティアが広がる宇宙――

宇宙飛行士は、空気も重力もない、地上とは全く異なる空間で生活する。そこでは、一瞬のミスが命に関わる事故につながる。莫大な時間と予算をかけられたミッションで、失敗することは許されない。想像を絶する過酷な日々。宇宙が「究極のストレス職場」と呼ばれるゆえんである。

国際宇宙ステーションに先駆け、一九八〇年代に長期滞在実験を始めた旧ソ連・ロシアの基地「ミール」では、宇宙飛行士たちが抱えるストレスが表面化していた。宇宙飛行士どうし、あるいは地上管制官との間のもめ事が、日常茶飯事だったのだ。

そして、九七年には、船長が度重なるトラブルによるストレスで、不整脈を訴えるという事件も起こっている。まさにキラーストレスだ。

事態は予断を許さぬ状況となり、日本でも連日、船長の健康状態が報じられたので、ご記憶の方もいるだろう。最終的には地球への帰還を一二日も早めることを余儀なくされるに至った。

この苦い経験は、国際宇宙ステーションへの参加各国が真剣にストレス研究に取り組む大きなきっかけとなっている。

宇宙での「究極のストレス」とその対策法について、実際に体験した人の話をぜひ聞きたい。そう考えた私たちは、宇宙航空研究開発機構・JAXAに取材協力をお願いした。すると、幸運にも、宇宙飛行士の古川聡氏に会えることになった。

二〇一一年、古川氏は宇宙での五か月半におよぶ長期滞在を経験している。医師でもある古川氏は、その経験を生かして宇宙ステーションでさまざまな科学実験などを行った。地球へ帰還後、極限状態での自らの体験を、地上での実生活に生かそうと、ストレス研究を行っている。「キラーストレス」に立ち向かう対策法を探る今回の取材では、最もふさわしい日本人宇宙飛行士なのだ。

ここはJAXAの会議室。宇宙飛行士に会えるというまたとない機会に、私たちは興奮していた。彼らの一日は多忙を極めており、与えられた取材時間は三〇分。古川氏が姿を見せたとき、すぐさまその大きく柔らかな笑顔に引き込まれた。

宇宙飛行士は地上とは全く異なる空気も重力もない宇宙空間で、最大の能力を発揮できるよう厳しい訓練を受ける。困難なミッションを遂行できるよう、心と体を鍛えるのだ。

そうして強靭《きょうじん》なストレス耐性を身につけた古川氏からは、しなやかで揺らぐことのないであろうメンタルの強さが、その笑顔の背後にどっしりと根を下ろしていることが伝わってきた。「キラーストレス」に立ち向かおうとするとき、どのような姿を目指したらよいのか、いきなり目標を示されたように感じたのだ。

古川氏が語る宇宙でのストレス体験は、やはり想像を超えるものだった。

まず、地上では当たり前の日常生活が、宇宙では許されない。例えば、水が貴重なため、歯を磨いた後も口をすすがず、歯磨き粉ごと飲み込むという。当然お風呂もないので、タオルで体を拭いて汚れを落とす。

さらに、宇宙ステーションでは個室以外での行動が常にモニターされている。むろん、気晴らしに宇宙空間に散歩に出ることもできない。そして、文化も習慣も異なる世界各国の宇宙飛行士と、狭い閉鎖空間の中で共同生活を送るのだ。二四時間、生活のすべてがストレスにあふれているといっても過言ではないだろう。

そんな宇宙での生活の中で、古川氏たちの命を脅かす大事件が起きた。

壊れた人工衛星などの宇宙ゴミ〝デブリ〟が、超高速で接近して、宇宙ステーションに衝突するかもしれないという事態が発生したのだ。緊急脱出用の宇宙船に乗り込んで備えていた彼らのわずか数百メートル横を、デブリが通過していった。その軌道がほんの少しでもずれていれば、古川さんたちの命は危なかった。彼らはこのように、いつ命を落とすか分からないというストレスを抱え続けている。

ストレス研究に取り組む宇宙飛行士の古川聡氏

厳しい訓練を乗り越えた宇宙飛行士たちは、想定外の危険な状況にも冷静に対応することができる。ある意味で、世界で最もストレスに強い人たちの集団である。そんな宇宙飛行士であっても、知らず知らずのうちにストレスは蓄積しており、ストレスの影響から逃れるのは難しいという教訓を古川氏は語ってくれた。

それは、宇宙滞在期間のちょうど中頃、体も慣れて仕事も順調にこなしていたときだったと、古川氏は言う。

「私たちは、定期的に注意力や反応力、正確性をチェックするコンピュータのテストを受けます。飛行前から宇宙へ行ってすぐの頃までは、ほぼ同じ状態が続いていたのですが、そのときだけ正確性が落ちたり、反応がちょっと遅くなったりしたのです。自分では問題ないと思っていたので驚きました。自分の状態を認知するということが、とても大事だと認識しました」

宇宙に挑むことのできる高度な体力や知性を備え、厳しい訓練を乗り越えて強靭なストレス耐性を身につけた宇宙飛行士。それでも、決してストレスとは無縁でいられない。古川さんは宇宙での体験から、ストレスに立ち向かうためにはまず、自分がどのようなストレス状況にあるのか、そしてその影響がどれくらい自分に及んでいるのか、できるだけ客観的に把握することが大切だということを私たちに教えてくれた。


古川氏は現在、宇宙でのストレス体験を実社会に生かそうと、宇宙ステーションを模したＪＡＸＡの閉鎖環境設備で、研究を行っている。一般公募の男性たちに共同生活を送ってもらい、人の体がストレスにどのように反応するのか、どのようなストレス対処法が効果的なのかを詳細に検証しているのだ。まだ研究段階だが、その成果に大きな期待が寄せられている。

古川氏の話を聞きながら、私は宇宙飛行士たちのストレス対策に、改めて興味がかきたてられるのを感じた。命に関わる大きなストレスを乗り越える中で、どのような対策が培われてきたのか。

ストレスに立ち向かう最前線のコーピング

まずは、実際の宇宙ステーションの様子を観察してみよう。そう考えた私たちが入手した宇宙飛行士たちの記録映像は、なかなかに興味深いものだった。

宇宙ステーションに漂っていたのはサッカーボールだった。

フワフワと宇宙飛行士が浮遊する宇宙ステーションの内部を、無重力空間を切り裂くようにして、サッカーボールがスーッと横切っていく。笑顔でボールを追う飛行士たち。別の場面では、ギターを弾いたり、踊ったり。ただ遊んでいるのではない。こうした活動の中にこそ、ストレス対策の極意が隠されているのだ。

古川氏から、ＪＡＸＡでストレスについて研究するスペシャリストを紹介してもらった。長年、宇宙飛行士の健康をサポートする「宇宙航空医師」として活躍してきた総括医長の緒方克彦氏だ。

緒方氏はストレス対策の専門家として、「コーピング」という手法を研究している。コーピングという言葉は英語の cope（＝対処する）に由来する。数多くの研究で実績が証明されたストレス対処法だ。代表的な手法を紹介しよう。

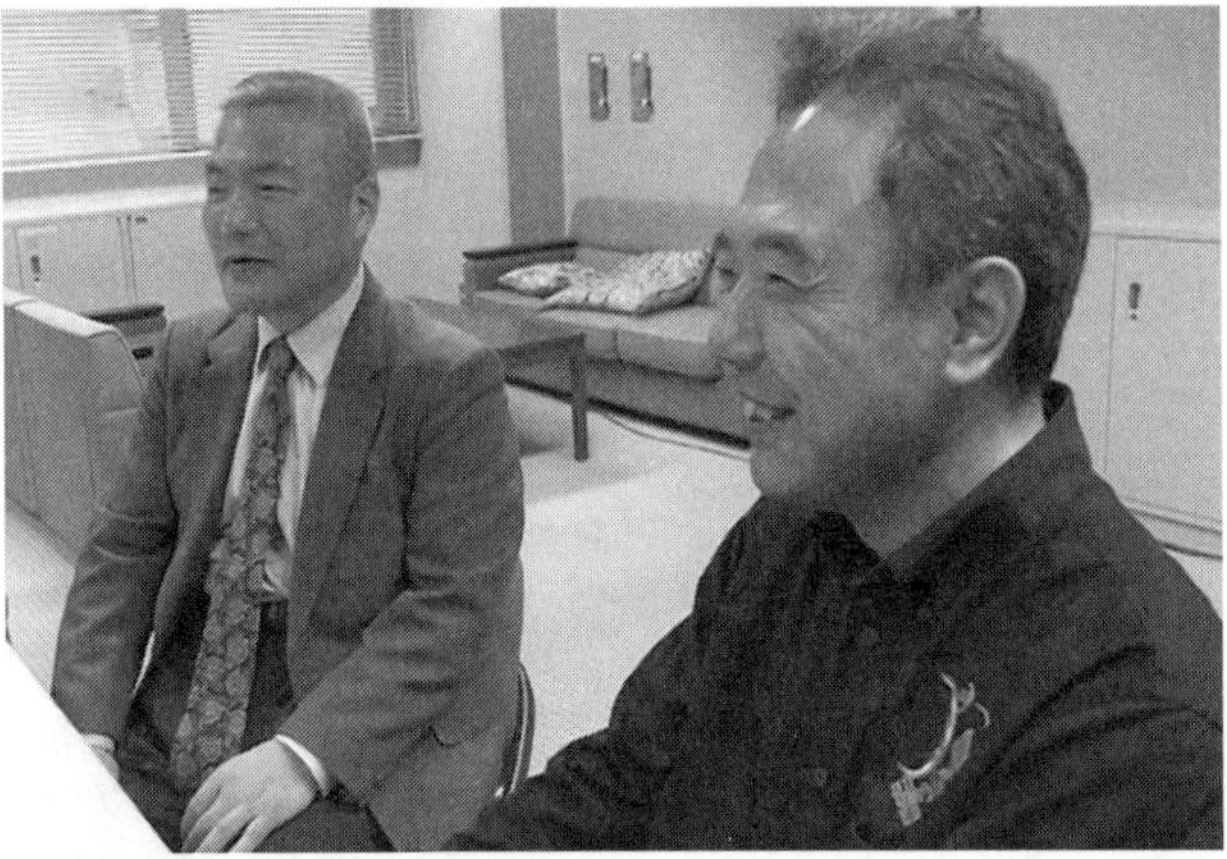
取材に応じる緒方克彦氏（左）と古川聡氏（右）

まず、ストレスがかかったときにどんな気晴らしをすれば気分がよくなるのか、あらかじめリストアップしておく。例えば、「音楽を聴く」「本を読む」「コーヒーを飲む」「買い物をする」といったことだ。

「えっ、この程度でいいの？」

と思われるかもしれない。しかし、こんなささいなことで構わないのだ。大切なのは、リストひとつひとつの中身よりも、なるべく数多くリストアップすることである。

リストが出来上がったら、実際の生活の中でいろいろなストレスがかかる度に、そのストレスに見合った気晴らしをリストからピックアップして実行する。

例えば、上司からきつく叱られるといった

大きなストレスがかかったときには、「とっておきの気晴らし」を選ぶ。部屋の壁に子どもが落書きしたときや、歩いていて車に泥をはねられたときなど、舌打ちしたくなる程度のストレスでも、「ちょっとした気晴らし」を選んでしっかりと対処する。

重要なのは、ストレスの内容やレベルを冷静に判断し、それに見合った気晴らしを行うことなのである。

その結果、実際にストレスが減ったかどうかを自分で判断する。まだストレスを感じていたら、さらに同じ気晴らしを続けたり、別の気晴らしに切り替えたりしてみる。

このように、自らのストレスの「観察」と「対処」を、意識的かつ徹底的に繰り返す、これがコーピングの代表的な手法なのである。

宇宙飛行士と共に、宇宙開発事業の最前線でストレス対策を研究してきた緒方氏は、次のように説明する。

「コーピングでは、その手段がある程度用意されていることが大切です。そして、実際にストレスに襲われたときに、その手段の中からふさわしい対策を選択する、あるいは対策を複数組み合わせることで、ストレス解消につなげていくのです」

達成感をもたらすコーピング

ちなみに宇宙飛行士は、宇宙ステーションに私物を持ち込むことができるという。ソユーズ宇宙船で飛行する場合は、一・五キロ程度まで許される。スペースシャトルで飛行した時代は五キロ程度まで持ち込めたという。

想像してみてほしい。もしも読者が宇宙や無人島など、現在の生活と隔絶した場所へ行くことになったとしたら、一・五キロという限られた容量で、何を持って行くだろうか。お気に入りの映画のDVD、家族のアルバム……。恐らく、いまとっさに頭に思い浮かんだものが、あなたのストレス対策に大きな効果を発揮するものに違いない。

宇宙ステーションの映像を見ると、ギターを持ち込んで歌ったり、サッカーを楽しんだり、宇宙飛行士たちは思い思いに気晴らしを行っていた。五か月半もの長期にわたって宇宙に滞在した古川氏の場合、インターネットによる家族との通信が支えになった。そして、何よりも、展望室から眺める青く美しい地球が心を癒したという。

さらに、野球少年だった古川氏は、無重力ならではのひとり野球にも挑戦していた。ボールを投げ、ふわふわと進むボールを追い抜いて、そのボールを自らバットで打つ。今度は打ったボールを追いかけて、ナイスキャッチ！　見事、ひとり野球に成功した。

簡単そうにも感じるこのひとり野球、意外に難しいという。例えば、地上では重力を無意識に計算してボールを上向きに投げている。無重力の宇宙では、地上と同じ感覚で投げると、ボールは上向きに飛んでしまうそうだ。そこを補正して、まっすぐ前に押し出すようにボールを手から放さなければいけない。古川氏は、毎週休みの日に練習を重ねて、ようやくひとり野球ができるようになった。この達成感こそ、何よりのコーピングになったという。

「究極のストレス職場」と呼ばれる宇宙。

そこで生活し、難しいミッションに取り組む宇宙飛行士たちのストレス対策には、われわれの実生活に生かせる大切なヒントがあった。歌ったり、スポーツを楽しんだり、とっておきの美しい景色を眺めたり……。

あらかじめ気晴らしになることを準備しておき、意識的に実行していくことによって大きな効果を上げていたのである。

コーピングと「認知行動療法」

自分のストレスを観察し、それに見合った対策を行うというコーピング。一見安易な方法に見えるかもしれないが、実は、そのバックグラウンドにはしっかりとした理論と実践の積み重ねがある。それは、うつ病の再発予防やパニック障害などに高い治療効果が認められ、臨床心理学の主流ともなった「認知行動療法」である。

奥深い認知行動療法とは、お叱りを恐れずにバッサリと単純化して説明するならば、その人が抱えるストレスの問題を、本人の認知や行動のパターンを変えることで解決する治療法だ。

例えばこういうことだ。ちょっと散らかった部屋でも、「仕事場は完璧に整頓すべき」と考える人にとっては、「この汚い部屋は絶対許せん！」と認知され、ストレスの元になる。こうしていったんストレスが生まれると、気分は悪化。「掃除しろ」と怒鳴り散らそうものならば、血圧が上がるなどの身体反応へと連鎖していく。

元をたどればこのストレス反応の連鎖は、「完璧に整頓すべき」という認知の「癖」から発している。こういったタイプの癖があると、何につけても「〇〇すべき」と思ってしまい、ストレスを抱えがちになる。こうした認知の癖は、ほかにも「他人は信用できない」「どうせ嫌われる」など、無数にある。

そんな「思い癖」のせいで、気分や行動、身体反応が連鎖して、しまいにはネガティブな認知につながるという悪循環を引き起こす。そして気分はさらに悪化し続ける。

この悪循環を断ち切るにはどうすればいいのだろうか。まずは自分を客観的に観察し、どんな認知の癖を持つのかを自覚することがカギとなる。これは簡単なことではないので、専門家の力を借りて、自分の癖を認識する必要があることも多い。

そして、ストレスを感じたとき、認知の癖がもたらす連鎖反応を起こさないようになんらかの対策を講じることで、ストレスに支配されることを止める。それが認知行動療法の基本だ。

ストレスを感じている自分の状態を客観視し、自分に合った対策を講じるコーピングは、認知行動療法そのものなのだ。

このような自分の「認知と気分」に注目する方法のほかにも、自分の「行動と気分」の関係に注目して、ストレスを減らしていく方法も同時に幅広く使われている。

次に取材に向かったのは、そうした方法を使うことで、ストレス対策に高い実績を上げている現場だった。

うつ病の予備群を調査する

広島大学の精神神経医科学の岡本泰昌准教授は、この「行動と気分」の関係に着目して、うつ病予防の世界に先駆けた研究に取り組んでいる。取材をして驚いたのは、その成果が毎年入学する新入生の健康管理に役立てられていることだった。

大学には、毎年およそ二五〇〇人が入学してくる。保健管理センターの岡本百合准教授らは、新入生に対して、食欲や睡眠状況などのアンケートを行っているが、このアンケートは、抑うつ状態を調べるために世界中で広く使用されている質問調査が元になっている。

厳しい受験勉強を終えたあと、休む間もなく新しい生活を始める新入生たちの、心の状態を確認することができるものなのだ。

集まったデータは、岡本泰昌氏らを中心とする医療グループによってチェックされる。このデータの中で、特に岡本氏が注目している心の状態がある。それは、「閾値下《いきちか》うつ」と呼ばれ、最近、世界でも注目されるようになってきた心の状態だ。

岡本氏が言う。

「閾値下うつは、うつと健常の間の状態。いわば、うつ病の予備群です。ストレスに対して脆弱《ぜいじゃく》な状態といえるでしょう」

岡本氏が見せてくれたピラミッド型のグラフは、実に興味深いデータを示していた。二〇一三年と二〇一四年の新入生を対象にした調査では八四・一パーセントが健常で、〇・六パーセントがうつ状態にあることが確認された。そして、うつと健常の間の「閾値下うつ」が、一五・三パーセントにも上ることが分かったのだ。これだけ多くの新入生が、ストレスの蓄積などによって心の状態を悪化させつつあることが、調査により明らかになったのである。

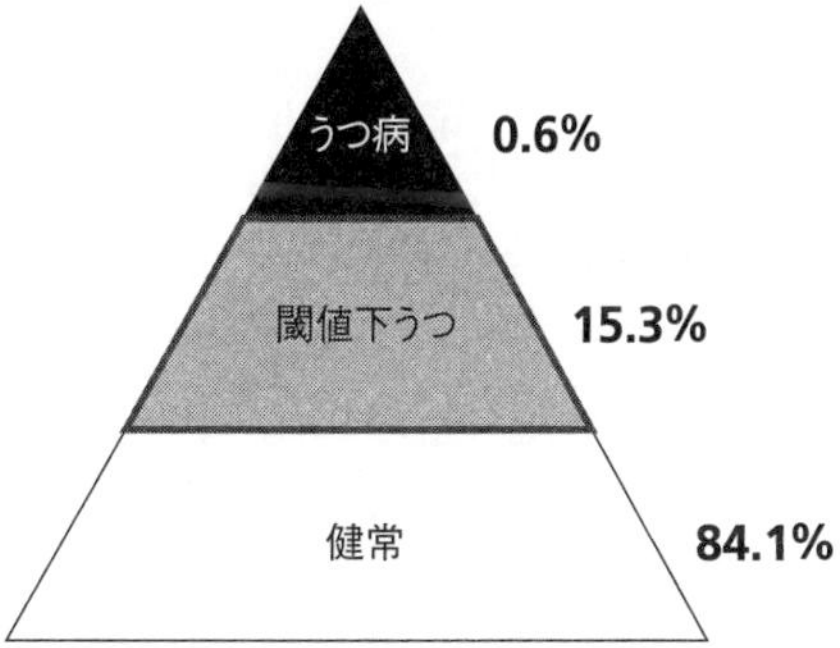

ストレスを自ら把握する必要性

この健康調査によって、閾値下うつに該当することが判明したひとりに弥生さん（仮名）がいる。彼女は故郷を離れ、この広島大学で念願のキャンパスライフをスタートしたばかりだった。

こちらの質問にひとつひとつきちんと考えて答えてくれる丁寧な姿勢が印象的で、うつ病予備群の状態にあることは、言われなければ分からないだろう。

「自分では普通だと思っていたので、ショックでした」

弥生さん自身にも、自分がうつ病予備群の状態にあるという自覚はなかった。

取材してみると、彼女は人と話すのがあまり得意ではないことが分かった。高校生までは、家族や担任の先生など、支えになってくれる存在がいたという。しかし大学では、自分ひとりで行動しなければならない場面が多くなった。気がつくと次第に部屋に閉じこもりがちになって、マイナス思考に陥っていく自分がいた。そんな弥生さんの素顔が、取材を進めていくうちに浮き彫りになった。

弥生さんは、うつ病を発症しかねない危険な状況に、少しずつ近づいていたといえる。そしてこのことは、決して彼女だけの問題ではないのだ。

自分にはどれくらいストレスが積み重なっていて、その結果どのような心の状態にあるのか、正確に把握できているだろうか。強靭なストレス耐性を身につけた宇宙飛行士の古川氏も、宇宙に滞在しているときに、知らず知らずのうちに正確性や反応のテストの結果が落ちているということがあった。

私たちも仕事に忙殺されているとき、家事や育児に日々を費やしているとき、自分が想像している以上に、心や体は危険な状況にさらされているかもしれないのだ。

閾値下うつの研究を行っている岡本泰昌氏が、うつ病予備群の心の状態に注目したのには理由があった。

うつ病を発症したあと、健常な状態に回復するための医療には、時間や労力、そして費用がかかる。一度発症すると、完全に回復することが難しいケースもある。

しかし、明らかな病の状態にまで症状が悪化する手前、つまり、閾値下うつの段階で治療に取り組めば、少ない時間や労力で健常な状態に回復することが期待できるのだ。

岡本氏らの研究チームは、閾値下うつの人が心の健康を取り戻すための、医療に基づく専門のプログラムを開発している。世界に先駆けたその取り組みに、私たち取材班は大きな可能性を感じて、その詳細な取材をお願いした。

「客観視」でストレス対策の効果を上げる

ここで研究されている閾値下うつの医療対策の大きな特徴は、五週間という短期間で健康な状態への回復を目指すことにある。うつ病を発症する前の状態で早期に取り組むからこそ、実現可能なプログラムだといえる。

また、短期間の取り組みなので、実践する人の負担も軽く、その効果が実感しやすくもある。このプログラムに取り組んだ学生の九八%が、内容を最後までやり遂げたという実績が報告されている。

弥生さんもこのプログラムを実践して、ストレスに弱い心の状態から回復し、健康を取り戻した。実際に取材したその様子を紹介しよう。

弥生さんを指導し、プログラムを進めたのは研究チームの髙垣耕企氏である。髙垣氏と弥生さんは、週に一度、合計五回にわたる面談を行って、プログラム内容の作成と回復具合のチェックを行った。ベースになるのは、「認知行動療法」と呼ばれる心理療法の一種だ。広島大学ではその中でも特に、行動療法を中心に、「行動活性化」というプログラムを組み立てている。

まず、気分が上がる行動をリストアップする。これは、先に述べた「コーピング」の代表的な手法と同じだ。「本を読む」「コーヒーを飲む」「買い物をする」など、自分なりの気晴らし方法を列挙していく。

実はこの段階から、プログラムの大きなポイントがあるのだ。それは、リストアップした行動が、どれくらいの喜びや達成感を与えてくれるか、つまり気晴らしとしてどれほどの効果があるのかを、一〇点満点で採点することである。どんな行動がどのような成果につながるのか、点数をつけることによって客観的に見えるようにするのだ。

研究リーダーの岡本泰昌氏は、その目的をこう強調する。

「要するに、気分と行動の関係に気づく。その行動がもし良かったら、それを繰り返して、習慣化していくことが重要になります」

故郷を離れて家に閉じこもりがちだった弥生さんも、高垣氏のアドバイスを受けながら、「休みの日に図書館で勉強する」「夜に星をみる」「古本屋を探す」など、自分の気分が上がりそうな行動をリストアップしていった。そしてリストの中から、外出するきっかけになればいいと、「近所を散歩する」「公園でリラックスする」などを試してみることにしたのである。

しかし、おっくうな気持ちが先に立ってしまって、実際に行動するまで、「喜びと楽しみ」をあまり感じなかったという。行動実験前に自ら採点した喜びと楽しみの点数は、一〇点満点中三点だった。

広島大学の取り組み

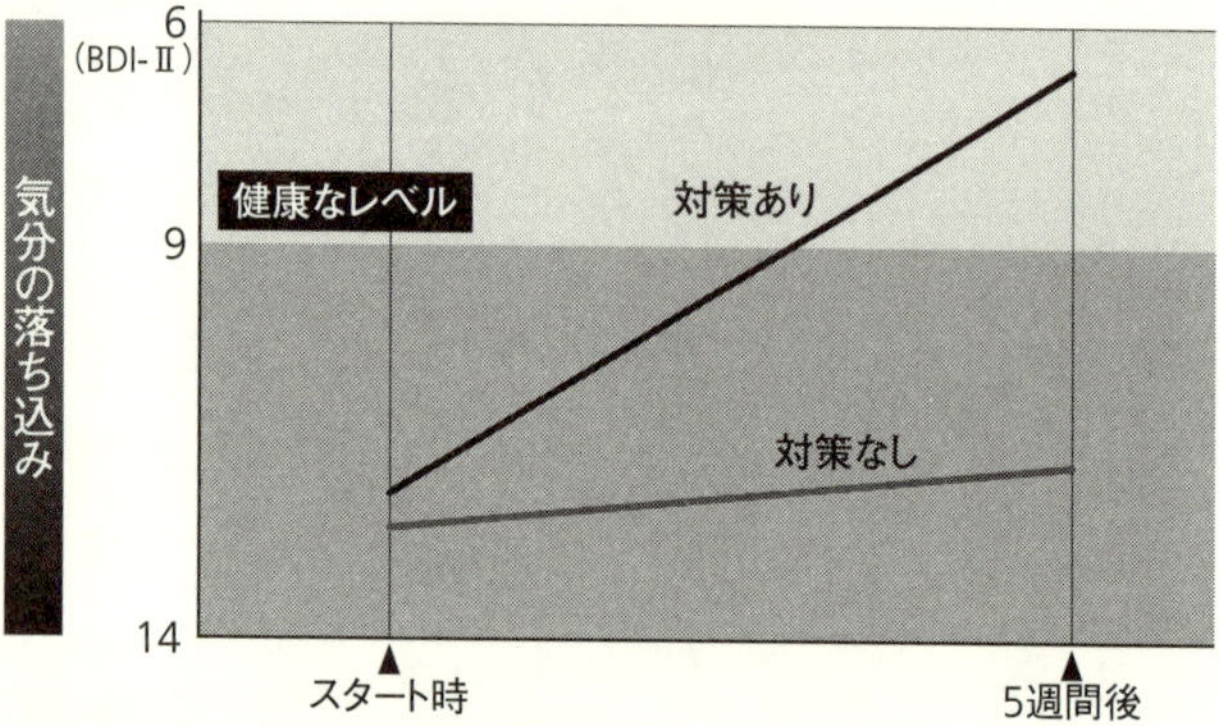

ところが、いざ公園に出かけてみると、予想以上に気分がよくなることに気がついた。そこで、喜びと楽しみに一〇点満点中八点をつけた。

弥生さんは、その結果を高垣氏に報告した。そして、気分が乗らずとも、まずは行動してみることが大切であることを理解し、さらに、その幅を広げることにも挑戦した。興味があった美術館へ行ったり、市街の中心部まで映画を観に行ったり、意識的に外出することを繰り返して、リラックスできる行動のレパートリーを増やしていったのだ。すると、わずか五週間のプログラムで、ストレスをあまり感じなくなったと弥生さんは言うのである。

「ほかにもどんどんやりたいことが出てきました。このプログラムを受けて、すごくよかったと思います」

研究グループは、閾値下うつの一一八人を対象にしたこの取り組みの成果を分析。そのうち、対策を行わなかったグループは、五週間後、気分の落ち込みにほとんど変化がなかった。一方で、弥生さんと同じように、点数をつけて対策を行ったグループには、成果が現れた。ほとんどの人が、健康なレベルに回復したのである。

前頭葉でストレスを認知

なぜ、ストレス対策の効果を数値化して客観的に把握するだけで、大きな効果を上げることができるのだろうか。

同大学の研究チームは、閾値下うつの状態から健康なレベルに回復した人の脳を測定した。すると、ある部分に大きな変化が確認できたという。脳の中で「客観視」を司るdmPFC（背内側前頭前野《はいないそくぜんとうぜんや》）という部分が、活発に働いていることが分かったのだ。dmPFCは、前頭葉に含まれる部分である。前頭葉は脳の中で、認知を司り、思考や行動の決定に極めて重要な役割を果たす部分だ。つまり、ストレスについて客観的に理解する取り組みは、前頭葉の働きを活性化させることが分かったのである。

アメリカ中西部のミシガン州にある、ミシガン大学のアンソニー・キング准教授も、脳の前頭葉の働きに注目して研究を行っているひとりだ。取材に訪れたとき、研究室ではちょうどうつ病などの精神疾患を抱えた患者の治療が行われていた。

キング氏：「先週のストレスレベルは?」
患者：「四くらいです」

キング氏もやはり、認知行動療法をベースにして、ストレスを数値化する手法を活用していた。その方法によって心の健康を回復した人の脳を調べてみると、やはり前頭葉が活発に働いていることが分かったという。

さらに、キング氏はそこから一歩進んで、前頭葉の活動によって、脳のある部分の働きが抑制されることを指摘する。それは扁桃体だ。

いま一度ストレス反応のメカニズムを思い出してほしい。ストレスがかかったとき、不安や恐怖を感じて最初に反応するのが扁桃体だった。それをきっかけに脳から指令が出さ

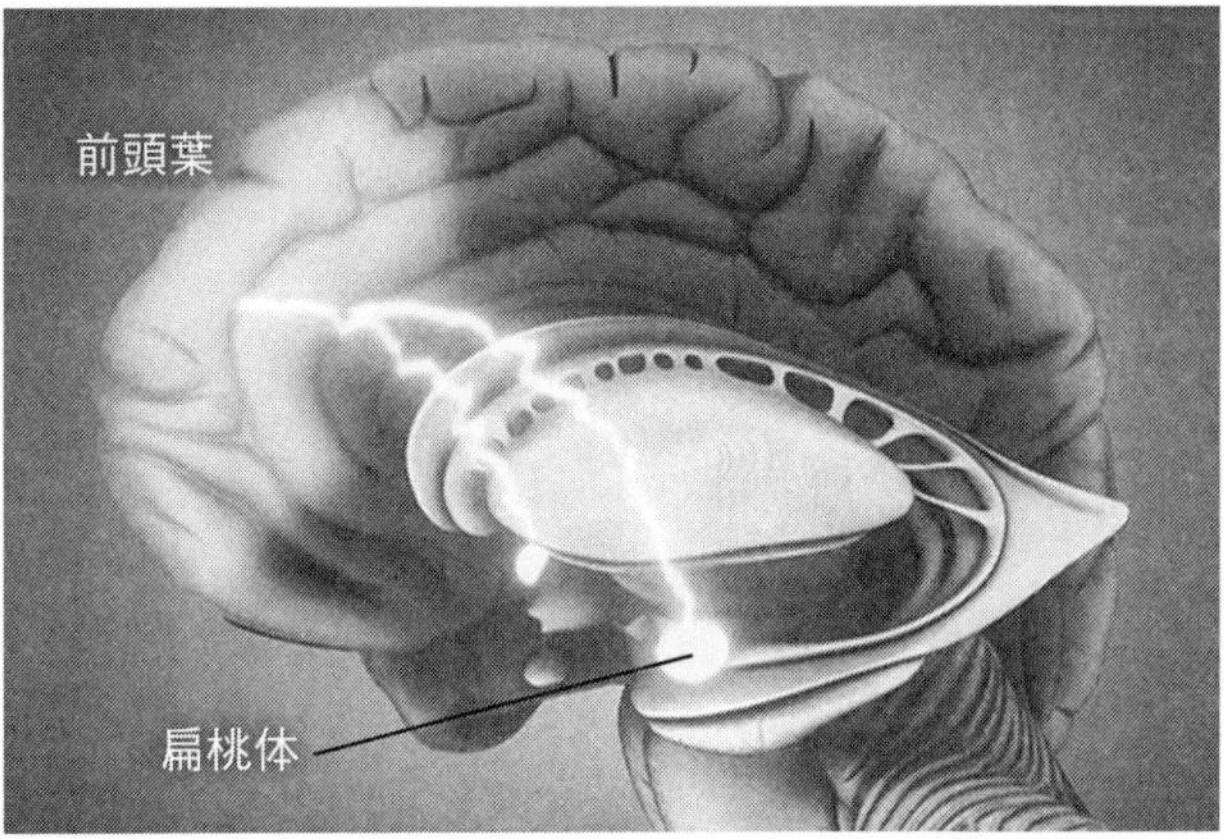

コーピングを行うと、前頭葉は扁桃体の暴走にブレーキをかける

れ、副腎からアドレナリン、コルチゾールなどのストレスホルモンが分泌される。ストレス反応のスタートに関わる扁桃体は、私たちの心や体をむしばむキラーストレスと密接に結び付いた存在であった。

キング氏は、ストレスについて客観的に認知できるようになった人は、この扁桃体の活動を抑えることができる、つまり、ストレス反応をスタート地点で抑制することができると考えている。そして、その重要な役割を果たしているのが前頭葉だということも分かってきたという。認知や理性を司る前頭葉が活発に働くことによって、恐怖や不安に反応する扁桃体の働きを抑えることができるのだ。

キング氏は次のように説明する。

「扁桃体と前頭葉は、いわば車のアクセルとブレーキみたいなものです。扁桃体はアクセルです。アクセルを踏み過ぎてストレス反応が暴走を始めると、『そんなに大きく反応しなくてもいいよ』と前頭葉がブレーキをかけるのです」

自分のストレスを客観的に認知しながら、対処を繰り返す。こんなシンプルなストレス対策によって、私たちは脳の機能まで変化させ、効果的にストレスに対処できるようになることが明らかになったのだ。

コーピングでとうつ病の再発を防ぐ

第二章に登場した大手家電メーカーのお客様相談室でクレーム対応係だった堀北祐司さん。ストレスが積み重なってうつ病を発症したのは、二九歳のときであった。

堀北さんは、専門の医師のもとに一年間通って投薬治療などを受け、現在ではうつ病を克服している。治療後、二度と心の病にならないように堀北さんが始めたのが、コーピングだ。

代表的なコーピングの手法は、これまで述べてきたように、自分なりの気晴らしを数多くリストアップして、ストレスを感じたときに実践することである。

ちなみに、堀北さんはどのようなことを実践しているのか、話を聞いてみると、それはなかなかユニークなものだった。

- ●公園や神社で木を抱く
- ●カラフルなペンで字を書く
- ●女性誌を読む
- ●ステーキの写真を眺めて食べた気分を味わう

などなど……。

特に女性誌は「絶対キレイになる」などの前向きなフレーズで埋め尽くされていて、眺めているだけで元気になるそうだ。

堀北さんのコーピングリストには、ストレスによる心と体の病に苦しんだ人だからこその思いが詰まっている。

自分の気分が上昇しそうなことをいつも意識して探し、効果を実感する度にこまめにレパートリーに加えていったリストは、彼らしいユニークな項目で埋め尽くされているの

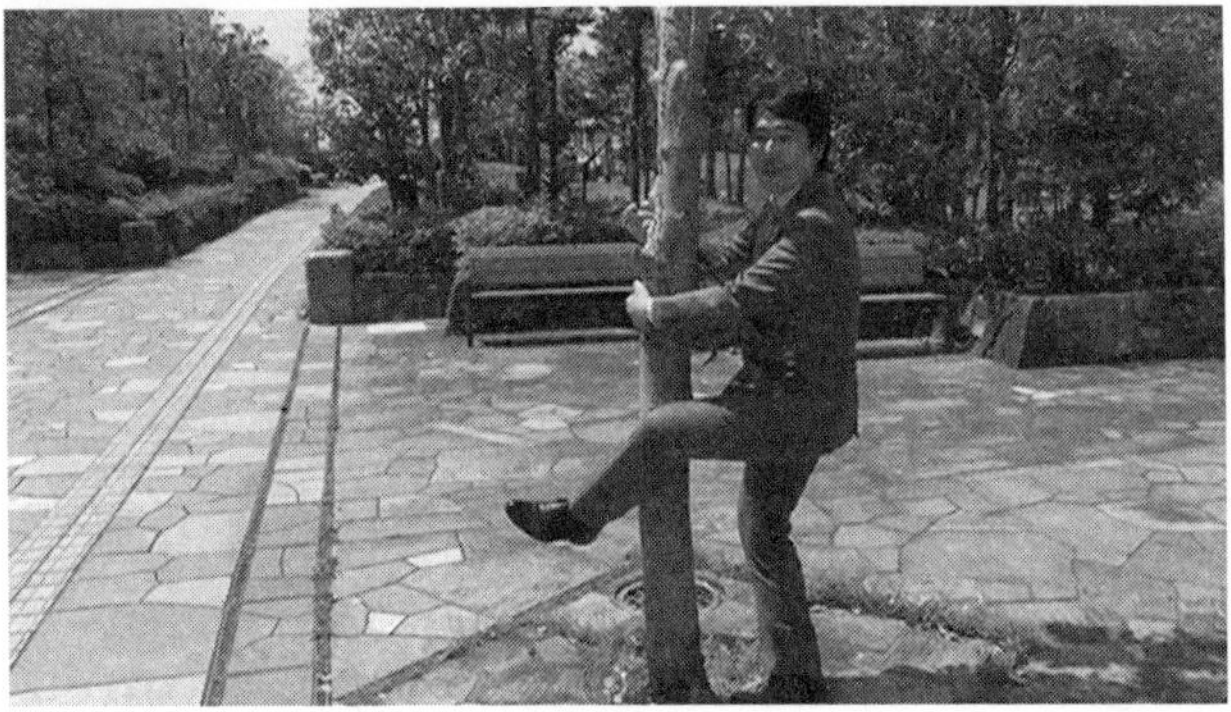

堀北さんが実践する「木を抱く」コーピング

だ。言い換えれば、それだけ真剣にストレスに立ち向かってきたという証なのである。

堀北さんは「どんな対処法でもまずは実践してみてほしい」と強調した。

「一見ばかばかしく思えるようなことでも、試してみるっていう感じですね。今日はこの気分かなとか、あの気分かなというように、心のチャンネルを変えて整えていく感じです」

ストレスを減らすためのちょっとした対策を毎日欠かさず続けることで、うつ病の脅威から遠ざかることに成功したのだ。堀北さんは現在、家電メーカーを退職して、自らのストレス体験とそれを克服した経験を元にストレス・マネジメントの研究家として企業サポートなどを行っている。

実際にコーピングをやってみよう

気晴らしの効果を点数化することにより、自分のストレスを客観的に認知するコーピングの代表的な手法は、大きな効果が得られることが分かってきた。これは、決して難しいストレス対策ではない。誰でも、いますぐ、簡単に始められることを理解してもらえたと思う。ここからは、その効果をさらに確実なものとするための大事なポイントを紹介していきたい。

私たちが臨床心理士の伊藤絵美さんに会ったのは、千葉県の幕張にあるファミリーレストランだった。ちょうど精神医学や神経学の学会が開催されており、その合間をぬって取材に応じてくれたのである。伊藤さんは日本を代表する臨床心理学の研究者のひとりだ。千葉大学子どものこころの発達教育研究センターに所属しながら、ストレス・マネジメントのカウンセリングと教育研究活動を行う洗足ストレスコーピング・サポートオフィスを運営。企業や地域コミュニティのストレス対策研修や講演に飛び回っている。

そうした日々を通じて、ストレスを抱えたたくさんの人に接してストレス・マネジメントのサポートを続けてきた。ストレスに対処するコーピングの実践的なテクニックやコツを知り尽くした、プロフェッショナルなのである。

効果的にコーピングを行うためのポイントについてさっそく質問してみた。すると爽やかな笑顔で、さらっと言った。

「私たちは、ストレスに対処するための気晴らしを一〇〇個挙げてくださいと指導しています」

「へー、一〇〇個ですか。なるほどねぇ……え、一〇〇個も？　多くないですか？」

こんなやり取りから取材は始まった。

ここで、ちょっと考えてみてほしい。あなたが普段行う気晴らしには、どんなものがあるだろうか。思いつくままになるべくたくさん挙げてみてほしいのだ。

さて、いくつあっただろうか。

私も挙げてみた。

「映画を観る」「回転寿司に行く」「バッティングセンターに行く」「閉店間際のデパ地下でセールの弁当を買う」

うんうん唸ってひねり出しても、せいぜい一〇個程度だ。到底一〇〇個なんて思いつかない。いかに、自分の気晴らしが少ないかを痛感する。

では、どうやって一〇〇個も挙げるのか。いや、そもそもなぜ一〇〇個も必要なのか。それをどのように活用するのか。考えているうちに、半分、怒りにも似た気持ちがわいてくる。コーピングを考える作業だけで、逆にストレスがたまらないか？

ぐるぐると渦巻くそんな疑問は、取材を進めるうちにあっさりと氷解していった。あるコツをつかむだけで、一〇〇個のストレス対策を挙げることは、それほど難しくなくなる。さらに、自分用に作ったコーピングリストは、ストレスに立ち向かう大きな武器になることが分かってきたのである。

コーピングのためのスペシャルガイド

ここからは、伊藤さんに教えてもらった、コーピングを効率的に実践し、日々の生活に役立てるためのポイントを順番に確認していくことにしよう。

(一) できるだけたくさんの気晴らしをリストアップする

繰り返しになるが、ここで大切なのは「質より量」だということだ。

例えば、南の島にバカンスに行けば、かなりのリフレッシュ効果が期待できそうだが、日々の生活でそれを実現するのは難しいだろう。

私たちには、生きているだけでさまざまなストレスがのしかかってくる。刻々と積み重なるストレスには、たとえ効果が小さい対策でも、日常生活でこまめに実施できるものが役に立つ。南の島のバカンスではなく、近所の銭湯やカラオケの方がいい場合だってあるのだ。

だから、手段は数が多ければ多いほどいい。ストレスを感じたとき、その場の状況に応じて実行可能なものを意識的に使っていく。その目安として、伊藤さんはカウンセリングや研修の場で一〇〇個のリストを作るように指導してきた。

それでは、一〇〇個ものストレス対処法を、どのようにすれば挙げられるのだろうか。次の見開きページに、伊藤さんの指導を受けて、ある四〇代の男性が作成したリストを載せる。

このリストを見ると、ストレス対策法を挙げていくためのポイントが見えてくる。

たとえば（59）に「鳥の唐揚げでビールを飲む」とある。仕事帰りの一杯でストレス発散なんて人は多いと思う。キンキンに冷えたビールを想像するだけで、気分は最高……。

そんな人は、この気晴らしの文言を改めて見てほしい。ただビールを飲むということだけではなく、「鳥の唐揚げでビールを飲む」というように、より具体的な内容となっている。ビールを飲むという単線的な気晴らしだけでなく、そのつまみに好物を加えたダブルアタックにすることで、より大きなストレス対処の効果が期待できるのだ。さらに、「鳥の唐揚げ」だけでなく「枝豆」「キムチ豆腐」「おでん」など、好きなビールのつまみをいくつも挙げて、気晴らしのリストの幅を広げておく。そうすれば、いざ実行しようというときに選択肢が広がるし、「明日は枝豆にしよう」などと考える楽しみも増える。

大きなストレスを感じてむしゃくしゃしているときでも、唐揚げと枝豆とキムチ豆腐を全部並べてビールを飲めば、一発でストレスを解消できるかもしれない。

このように、気晴らしの内容をより具体的にしていくだけで、どんどんリストは増えるし、効果も上がっていくのだ。

(二)「認知するコーピング」も効果がある

再び、リストに目を戻してみよう。

「鳥の唐揚げでビールを飲む」などの具体的な行動だけではなく、(50)「初恋の彼女と

回想
49 初恋の彼女の今の姿を想像
50 初恋の彼女とばったり会う妄想
51 宝くじが当たったと妄想
52 7億円で何をするか妄想
53 当たると信じて宝くじを買う
54 買った宝くじを眺めて神に祈る
55 宝くじが当たったら、誰に言って誰に言わないか考える
56 空を見て雲の動きを観察
57 夕陽や夕焼けを眺める
58 金曜日の夜に解放感にひたる
59 鳥の唐揚げでビールを飲む
60 枝豆でビールを飲む
61 コンビニでビールの新作をチェック
62 同僚と飲んでグチを言い合う
63 たまに上司におごってもらう
64 土日は少しだけ寝坊
65 古い映画を観る
66 ネコをなでる
67 ネコのにおいをかぐ
68 ネコの肉球をつんつんする
69 好きな漫画を読み直す
70 三国志を頭の中でたどる
71 車を洗う
72 一人でドライブ
73 ドライブしながら大声で歌う
74 高級外車を運転する自分を妄想
75 湯船で目を閉じて瞑想
76 休日に子どもたちと風呂に入る
77 休日に家族で銭湯に行く
78 銭湯でコーヒー牛乳を一気飲み
79 銭湯帰りに家族みんなで夕涼み
80 妻と散歩する
81 散歩しながら他の家の庭を見る
82 花屋の前で色々な花を眺める
83 焼肉屋の前でにおいを堪能
84 うなぎ屋の前でにおいを堪能
85 本格カレーを作る
86 家族に「うまい!」と言わせる
87 散髪
88 理髪店でサッカーの話をする
89 ワールドカップの予想
90 代表監督のつもりで選手を選ぶ
91 複雑な業務を図に描いて理解
92 「イチローならどうする?」と考える
93 「三浦カズならどうする?」と考える
94 雨の日にお気に入りの傘をさす
95 雨音を聴く
96 雨に濡れた木々を眺める
97 区の無料コンサートに行く
98 無料コンサートのチラシを持ち帰る
99 持ち帰ったチラシを家で眺める
100 年末年始に無精ひげを生やす

ある40代男性のコーピング

伊藤絵美氏提供

1 叱っている上司の顔のほくろを数える
2 「やってらんねーな」と心でつぶやく
3 「なるようになるさ!」と考えてみる
4 「お前も大変だなあ」と自分を慰めてみる
5 「何とかなるさ!」と開き直る
6 電車で座れたとき、心でガッツポーズ
7 電車で座れたとき、目をつぶって瞑想
8 やることリストを手帳にメモ
9 いらないメールを一気に消去
10 「今日の昼飯は何にしよう」と考える
11 「今日の夕飯は何かな」と考える
12 好きな豚骨ラーメンをイメージ
13 そのラーメン屋にいつ行くか考える
14 注文したラーメンを待つワクワク感
15 豚骨スープの味と香りを楽しむ
16 勢いよくラーメンをすすりまくる
17 「うまかった!」と心の中で叫ぶ
18 若い頃はやった曲をネットで検索
19 カラオケで歌う曲のリストを作る
20 カラオケで新曲に挑戦
21 朝日を浴びる
22 毎朝大きな伸びをする
23 「おはよう」と家族と元気に挨拶
24 「おはよう」と職場で元気に挨拶
25 苦手な同僚に話しかける
26 机の上を15分間だけ片付ける
27 プレゼンのイメージリハーサル
28 寝る時に頑張った自分をほめる
29 耳掃除
30 大きなあくび
31 深くため息をつく
32 ハワイ旅行を思い出す
33 ハワイで見た夕陽をイメージ
34 次のハワイ旅行を想像
35 新婚当時の妻の顔をイメージ
36 結婚前の妻とのデートを回想
37 妻と他愛ないおしゃべり
38 家を出るときに妻と軽くハグ
39 定年後の穏やかな生活を思う
40 子どもの写真を見る
41 子どもが生まれた時を思い出す
42 心の中で父に話しかける
43 父親の墓参りに行く
44 郷里の母を想う
45 好きな歌を口ずさむ
46 好きな歌を頭の中で大音量で流す
47 初恋の彼女の姿をイメージ
48 初恋の甘酸っぱい思いを

ばったり会う妄想」、(51)「宝くじが当たったと妄想」など、何かを思い描くこと、あれこれ想像することもストレス対処法として挙げられている。

これは「認知するコーピング」と呼ばれるものだ。必ずしも実際の行動を伴わなくてもよく、頭の中で想像するだけでも効果を期待できるのである。このことは、日々のストレス対処にとって大きな意味を持っている。

なぜなら、コーピングで重要なのは、継続しやすいということだからだ。たとえささいな気晴らしでも、ストレス対策の効きめがあるなら、毎日続けることで大きな効果が発揮される。

逆に言えば、ストレスがかかったときに気軽に実行できるものでなければ、継続することは難しく、効果もあまり期待できない。そこで推奨されているストレス対策は、「しょぼくてお金がかからない気晴らし」である。

頭の中だけで、試すことのできる気晴らしなら、申し分ない。

四〇代男性のリストにあるように、(70)「三国志を頭の中でたどる」、(84)「うなぎ屋の前でにおいを堪能」、(92)「『イチローならどうする?』と考える」など、想像力をフル回転して気晴らしを挙げていけば、一〇〇個のリストなど、あっという間に完成してしまうはずだ。

言わずもがなだが、ストレス対処にはなっても、自分の健康を害したり、他人に迷惑をかけたりするような気晴らしは避けなければいけない。アルコールやタバコは適度であればストレス対処の効果が期待できるが、度を越すと体に悪影響があり、お金もかかる。暴力や薬物、性犯罪などは論外である。

(三) 作成したリストを持ち歩く

ストレスは、できるだけ早く対処して、積み重ならないようにすることが大切だ。そういう意味で、理想的なのはストレスがかかった瞬間、即座に対処することである。

四〇代の男性が挙げたリストには、(1)「叱っている上司の顔のほくろを数える」という気晴らしがある。これは、ストレスを感じているまさにそのときに、憎き上司の顔にあるほくろを数えることでストレス対処を行うという〝即時性〟の高いものだ。

とはいえ、いくつもの気晴らし候補の中からその場の状況に合わせて最適なものを迅速に選ぶことは、意外と難しい。

そこで推奨されているのが、自分なりに挙げた一〇〇個のコーピングを印刷し、持ち歩くということだ。そして、ストレスを感じたときに取り出して、その場でできるものを選んで実行するのだ。

服についたシミと同じで、ちょっとした体の不調などは、そのときに手当てをせず後回しにすればするほど、対処が難しくなっていくものだ。心に負担を感じたら、なるべく早く気晴らしを行う方が、対処の効果は大きい。

そうしたこまめな対処が、キラーストレスの発生を防ぎ、心や体の病から自分を守ることにもつながるのだ。

(四) ストレスを客観的に観察する

続いてのポイントは、自分のストレスを客観的に観察して、効果的なコーピングにつなげるということだ。

第二章で取り上げた「頑張るストレス」と「我慢するストレス」の話を思い出してほしい。例えば、仕事のノルマで「頑張るストレス」に追い立てられているとき、スポーツやカラオケなど、気分を上げる「アップ系」のストレス対策を組み合わせるとどうだろうか？　反対に、嫌な上司にくどくどと注意されて気持ちが落ち込んでいるとき、読書や音楽鑑賞など気分を静める「ダウン系」のストレス対策を行うことには、どのような効果があるだろう。

コーピングを行う際の基本姿勢として常に大切にすべきなのは、自分にいまどのようなストレスがかかっているのか、「ストレスのモニター」を忘れないことである。

そのためには、自分が置かれた状況を客観的に観察し、どのようなストレス反応が現れているかを確認することが大切だ。

「頑張るストレス」であれば、血圧が上がるなど、体の不調が現れやすい。また、頭痛・動悸・じんましん・睡眠障害・過食・拒食などの症状がある場合も、一度、生活を見直してみよう。

一方の「我慢するストレス」であれば、気分の落ち込みや不安など、心理面に影響が現れやすい。

そして「頑張るストレス」にはダウン系、「我慢するストレス」にはアップ系のストレス対策を意識的にぶつけることで、効果は格段に上がるはずだ。

いろいろと判断を重ねた上でストレス対処を実行してみても、あまり効果を感じられないときもあるだろう。そういうときは、ひとつの気晴らしにこだわらず、ほかのものを試してみるのもいいだろう。一〇〇個ものコーピングリストを作っておく意味は、いつでも切り替えができるということでもあるのだ。

㈤　時には正面突破の問題解決も

自分の感じるストレスをモニターして、こまめにストレス対策を行うコーピングの具体的な方法論をお伝えしてきたが、最後にひとつ、きわめて大切なことを付け加えておかねばならない。実はコーピングは、ストレスによる心理的ダメージから、気晴らしで意識をそらすということだけではないのだ。

コーピングには、ストレスを感じたときに行うべき「意識的な自分助け」全般が含まれる。時と場合によっては、自分にストレスを与えている原因そのものから目をそらさずに向き合い、真正面から問題解決を図ることこそが、唯一のコーピング、すなわち「意識的な自分助け」となる場合もある。

例えば、「ブラック企業」「ブラックバイト」と呼ばれる職場環境。常識を超えた劣悪な労働条件の中で、とことんストレスフルな日々を送っている人が増えている。そうした場所で命をすり減らしながらボロボロになって働いている人が、一〇〇のリストを作り、厳しい労働環境の中でそれを繰り返したとする。恐らくそのコーピングのあとに自分のストレス反応をモニターしても、微々たる改善しか感じられないはずである。

こうした場合は、自分の労働環境が抱える問題と正面から向き合うことだけが真に選択すべきコーピングとなる。つまり、労働環境が正常化するよう、雇用者や労働基準監督署に働きかける、あるいは別の職場を選ぶということだ。

時には正面突破が必要なことを前提として意識しつつ、さまざまなコーピングのレパートリーを上手に使い続けることが大切であり、このことは、コーピングを語るときに忘れてはならないことなのだ。

取材を進めていくうちに、分かってきたことがある。

ストレス対策はこれまで見ただけでも、運動や食事を通じて生活習慣を整えるものや、ストレスを認知し有効な気晴らしを行うコーピングなど、さまざまな方法があった。

大切なのは、興味を感じた対処法をいくつも試してみて、自分に合ったものを見つけること。そうやって選んだ対処法を二〜三種類組み合わせて、日々の生活で実践することだろう。私たちの生活からストレスがなくなることはない。苦労なく簡単に、継続して続けられるものこそが、最も有効なストレス対処法であるに違いない。

さて、次章では、いま世界中で大きなムーブメントを巻き起こしている最新のストレス対策を見ていくことにしよう。体験した多くの人が、「すごく簡単！」「効果バツグン！」などと、ツイッターやブログで報告している。医療や脳科学の分野でも熱い注目を浴びて、急速に研究が進められている。そして、この対処法、実は、日本人にはとてもなじみの深い、取り組みやすいものなのである。

第六章　対策Ⅲ
世界の注目を浴びるマインドフルネス

「マインドフル」とは

最近、あちこちで「マインドフルネス」という言葉を見聞きする方も多いだろう。大きな書店に行けば関連書籍を集めたコーナーがあり、雑誌などでも特集記事がよく組まれている。

第四章で紹介したアメリカ心理学会の「五つのストレス対策」の中でも「瞑想」が掲げられているが、瞑想の代表として同学会が推奨しているのもマインドフルネスである。アメリカやヨーロッパでは、ストレス対策プログラムとして、すでにかなりの広がりを見せている。

この章では、マインドフルネスの考え方やその科学的な根拠を、最先端の現場取材に基づいたファクトを通じて深くご理解、ご納得いただいた上で、これを日々実践するための入門法を体験していただく。決して類書にはない趣向となっている。

日本人にとって"mindfulness"とはまったく馴染みのない言葉だ。その意味を知るために解説書を読むと、「日本語で『気づき』のことです」と書いてあることが多い。しかし、「気づきです」と言われても、まったくピンとこないではないか。

「○○に気をつけてね」と英語で言うときに、"Be mindful"という表現がある。こんな言葉をかけられる人は、例えば、ボーッとしながら道を歩いている私のような人だ。そういう人が、"Be mindful"と声をかけられると、「はっ」と我に返り、目の前で起きつつある危険の存在に気づかされる。この「はっと我に返った状態」「今の現実に注意が向いた状態」こそが、マインドフルな状態、すなわちマインドフルネスだ。

マインドフルネスVS.マインド・ワンダリング

さてここで、第二章で取り上げた「マインド・ワンダリング（心の迷走）」のことを思い出していただきたい。生活時間の半分近くを占めている、過去や未来についてあれこれ考えを巡らせている状態のことだ。この状態にある間はストレス反応がずっと続いていて、脳と心、体が少しずつむしばまれている。

マインド・ワンダリングの状態にある人は、目の前の現実に注意が向いておらず、ボーッとしているように見えることもある。マインド・ワンダリングの状態とは、はっと我に返るようなマインドフルな状態とは正反対の状態なのである。

マインドフルな状態を目指すということは、言い換えれば、マインド・ワンダリングを回避した状態を維持するということだ。

では、どうすればマインド・ワンダリングの状態を脱し、マインドフルな状態を維持することができるのか。実は、そのための方法論こそが「瞑想」という行為であり、それを引き継いだのが現代のマインドフルネスなのだ。

起源は初期仏教や禅宗

瞑想という行為が、いにしえの時代から行われてきたらしいことは、四〇〇〇年前のメソポタミア文明の遺跡から発掘された、瞑想する人の座像などから確認されている。

現代のマインドフルネスに直接つながる瞑想法を確立したのは、いまからおよそ二五〇〇年前、インドに生まれたゴータマ＝シッダッタ王子、すなわちブッダであると考えられている。その瞑想法は、弟子たちによって作られた初期仏教の集団を通じて後世に伝えられた。日本には仏教伝来とともに大陸から伝わったが、日本で幅広く行われるようになったのは、鎌倉時代に禅宗が伝わってからのことだ。

欧米の人たちの多くはキリスト教徒であるが、初期仏教や禅宗から、瞑想を一種の技術体系として抽出し、自分たちが納得できる形へとアレンジすることで、マインドフルネスをストレス対策法として練り上げていった。欧米で独自の方法論が確立し、ストレス対策として広がりを見せ始めたのは、一九九〇年代に入ってからのことである。

マインドフルネス・ストレス低減法

この対策法は、新しい価値に敏感なアメリカの西海岸を中心に、流行に火がついた。世界大手のインターネット関連企業グーグルの社員の間で広まり、いまでは名だたる大企業が次々にメンタルヘルス対策として導入している。そればかりか、学校では子どもたちが、刑務所では受刑者までが熱心に取り組んでいる。

中でも、世界で最も広く使われているプログラムが「マインドフルネス・ストレス低減法（MBSR＝Mindfulness-Based Stress Reduction）」である。

開発したのは、アメリカのマサチューセッツ大学医学部だ。三〇年以上にわたって医学的な効果を研究し、プログラムの指導者を育成してきた。いまやマインドフルネスは医療から日常生活まで幅広く活用されているが、その礎《いしずえ》を築いた立役者だと言っていい。その中心人物であるサキ・サントレリ教授を訪ねた。

サントレリ氏の研究室は、蔵書や資料がスッキリと整理されて居心地のよい空間だった。壁の一隅に、朱墨で円を描いただけの軸がかかり、その下に小さな椅子が置かれてい

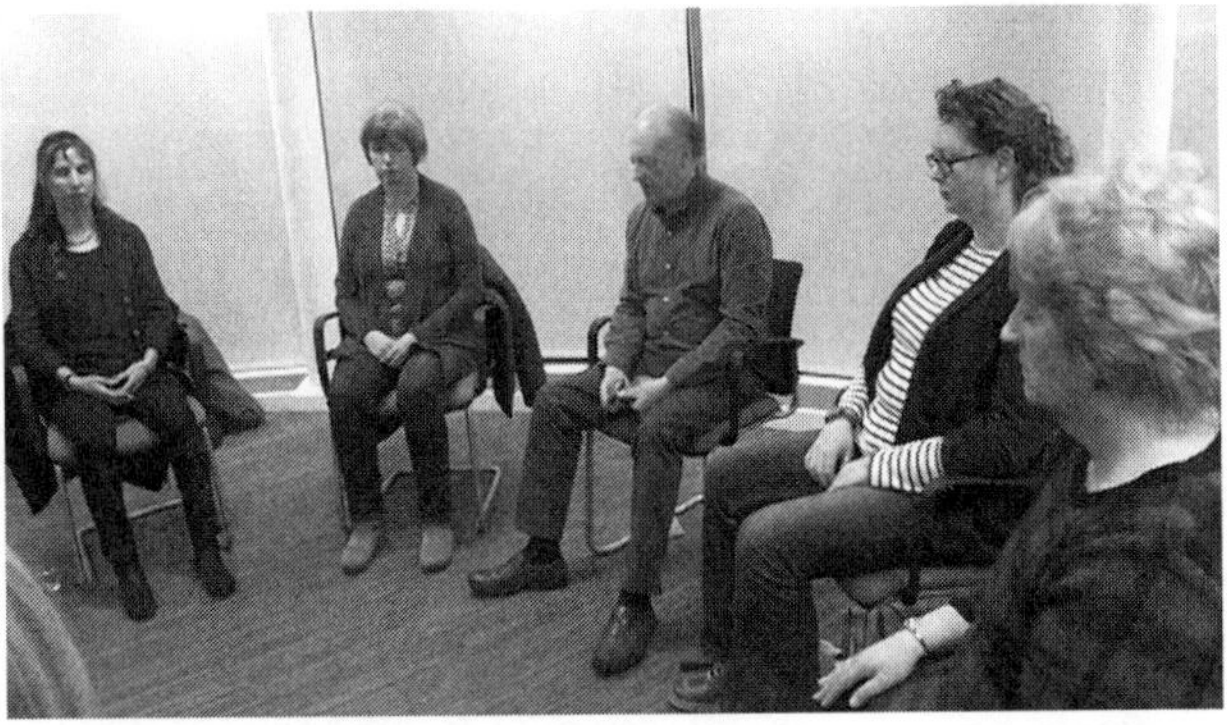

マインドフルネスで、“今”への気付きを目指す人々

る。マインドフルネスを行う場所のようだ。

マインドフルネスは、瞑想の医学的な効果を研究する中から生まれたものだ。サントレリ氏らは、瞑想にまつわる宗教性を一切排除し、ストレスを減らすためのまったく新しい心理療法を開発した。

サントレリ氏に、マインドフルネス・ストレス低減法を実際にやってみてほしいとお願いすると、解説を加えながら実演してくれた。

「まず始めに、体の力を抜き、背筋を伸ばして座ります。そして、体と呼吸に意識を向け、その様子を感じるようにするのです。呼吸をただ感じます。おなかが膨らんで、平らになって、胸がゆっくり上がったり、下がったり、鼻を通る空気の冷たさや温かさを、感じる人もいるでしょう」

同大学によるマインドフルネス・ストレス低減法は八週間のプログラムである。プログラムを終えると、体の不調はおよそ三五パーセント、心の不調はおよそ四〇パーセント軽減されることが研究から分かったと、サントレリ氏は説明してくれた。

日本人の心のなかにあるマインドフルネス

ここからは、マインドフルネスを実際にやってみたいという方のために、その具体的なやり方を詳しく解説していくことにしたい。

ただし注意すべき点がひとつある。マインドフルネスは心の調子に関わるものなので、現在、うつ病などの治療を受けている方は、自分だけの判断で始めず、医師に相談してほしいということである。

今回、私たちが日本人向けのマインドフルネスの指導をお願いしたのは、早稲田大学人間科学学術院の熊野宏昭教授である。熊野氏は日本におけるマインドフルネス研究の第一人者として知られている。マインドフルネスのルーツとなった初期仏教の思想から最新の医学研究にまで精通し、自らもさまざまな研究を行っている。実践的で、深みのあるマインドフルネスを追究する熱意に、私たちは感銘を受けた。
その熊野氏によれば、そもそもマインドフルネスとは、

「今の瞬間」の現実に常に気づきを向け、その現実をあるがままに知覚し、それに対する思考や感情にとらわれないでいる心の持ち方――

ということになる。

「瞑想」という言葉から、どうしても呼吸や意識への「集中」をイメージしてしまうが、それは正しくない。マインドフルネスが目指すのは、集中ではなく、今の瞬間に「気づき」が向かう状態である。そのためには、現実をあるがままに知覚することが大切なのだ。

「何だか難しいな」という思いで話を聞いていると、熊野氏が補足をしてくれた。

「例えば、禅寺の枯山水庭園や、茶道の茶室をイメージしてみてください。そうした場所では、空間全体を捉える心の持ち方が大切になります。同じように、華道や武道でも基本的にはマインドフルネスの心の使い方をしていると考えられます。私たちの身近なところで培われてきた思想や文化に、マインドフルネスは息づいているのです」

日本人のDNAに刻まれたマインドフルネスの心を思い出せばいいのだと、熊野氏は言う。そう聞くと心強く思えてくる。

実践マインドフルネス

それではいよいよ、マインドフルネスを実践してみよう。

以下は、熊野氏の特別監修を受けた、初心者のためのマインドフルネスの実践方法である。最初は、一〇～一五分を目安にして始めてみよう。

(一) **背筋を伸ばして、両肩を結ぶ線がまっすぐになるように座る**

脚を組んでも、正座でも、椅子に座ってもよい。「背筋が伸びてそのほかの体の力は、抜けている」、楽な姿勢を見つけるのがポイントだ。

(二) **呼吸をあるがままに感じる**

呼吸をコントロールしようとせずに、体がしたいようにさせる。呼吸に伴っておなかや胸がふくらんだり縮んだりする感覚に注意を向け、その感覚の変化を「気づき」が追いかけていくようにする。

例えば、おなかや胸に感じる感覚が変化する様子を、心の中で「ふくらみ、ふくらみ、縮み、縮み」などと実況すると、それを感じやすくなる。

(三) わいてくる雑念や感情にとらわれない

数分経つと、「仕事のメールを打たなくては」「ゴミを捨て忘れた」などと雑念が浮かんでくるはずだ。そうしたら「雑念、雑念」と心の中でつぶやき、考えを切り上げ、「戻ります」と唱えて、呼吸に注意を戻す。

「あいつには負けたくない」などと考えてしまっている場合には、感情が動き始めていることに気づこう。「怒り、怒り」などと心の中でつぶやき、「戻ります」と唱えて、呼吸に注意を戻す。

(四) 体全体で呼吸する

次に、注意のフォーカスを広げて、「今の瞬間」の現実を幅広く捉えるようにしていく。最初は、体全体で呼吸をするように、吸った息が手足の先まで流れ込んでいき、吐く息が体の隅々から流れ出ていくように感じながら、「ふくらみ、ふくらみ、縮み、縮み」と実況を続ける。

㈤　**体の外にまで注意のフォーカスを広げていく**

さらに、自分の周りの空間の隅々に気を配り、その場所で気づくことのできる現実のすべてを見守るようにしていく。

自分を取り巻く部屋の空気の動きや温度、広さなどを感じ、さらに部屋の外の空間にも(屋外の音などに対しても)気を配っていく。

「ふくらみ、ふくらみ、縮み、縮み」の実況は続けるが、そちらに向ける注意は弱くなり、雑念が出てきたことに気づいても、その辺りに漂わせておくようにして(「戻ります」とはせずに)、消えていくのを見届けるようにする。

㈥　**瞑想を終了する**

まぶたの裏に注意を向け、そっと目を開けていく。伸びをしたり、体をさすったりして、普段の自分に戻る。

いかがだろうか。

実践してみると、「今の瞬間の現実」に気づいていくことで、頭や心がスッキリするような不思議な感覚を実感できると思う。そのことによって、ストレスが低減されるという確かな効果が科学的にも実証されている。

しかしなぜ「今」に注意が向かうことで、ストレスを減らすことができるのだろうか。思い出してほしいのは、第二章で紹介したストレスを悪化させる「マインド・ワンダリング（心の迷走）」である。上司に注意されたことを振り返ってくよくよしたり、また叱られるかもしれないと想像したりする度に、ストレスが脳の中で再生産され、ストレスホルモンの過剰な分泌につながるのだった。

マインドフルネスを行うことによって、この悪循環を止めることができるのだ。過去の出来事にとらわれたり、ありもしない未来の不安にさいなまれることによってストレスが増幅することがなくなり、ストレスホルモンの分泌が抑えられる可能性があるのだ。

マインドフルネスの効果

イギリスでは、オックスフォード大学などを中心に、マインドフルネスの研究が盛んに行われている。

イングランド地方北東部でマインドフルネスのプログラムを提供している民間団体「リビングマインドフリー」は、マインドフルネス・ストレス低減法をもとにした五週間のプログラムを行っている。医師の紹介で受講することができ、うつ病、不安症、パニック障害、慢性神経痛などの患者がマインドフルネスに取り組んでいる。

ギャリー・ヘッズ所長は、あらゆる精神疾患の患者に効果があるわけではないということを強調する。例えば、同じうつ病でも重症の人ではなく、比較的軽度な人や投薬治療がうまくいって症状が安定している人などを中心に、医師やカウンセラーときちんと連携を取りながら、受講生として受け入れているという。

実際のプログラムの様子を見学することができた。

受講生の多くは女性だった。コースを始めるときに、ヘッズ所長が小さな鐘を鳴らした。「チーン」という澄んだ音が部屋に響きわたり、その余韻の中で受講生たちは目を閉じ、マインドフルネスの世界に入っていった。一様に、穏やかな表情をしている。

マインドフルネスは最新のストレス対処法だが、すでに述べたように、そのルーツは初期仏教や禅宗にある。それが、時空を超えて、ヨーロッパの片隅で人々の心を支えている不思議さに、リビングマインドフリーの講座を見学しながら思いを馳せた。

このプログラムでマインドフルネスに取り組んだ一五〇人を対象とした調査から、興味深い結果が浮かび上がった。

コースを受講する前と後で幸福度などを示す数値を調べてみると、五週間のコースを終えた受講生はその数値が、著しく上昇していたのである。それだけではない。同じ受講生の追跡調査を四年間継続して行ったところ、幸福度などを示す数値がそのまま維持されていることが確認され、マインドフルネスの効果は、長期にわたって持続することが明らかになったのだ。自分に自信を持てるようになったり、睡眠パターンがよくなるなど、さまざまな効果が見られた。

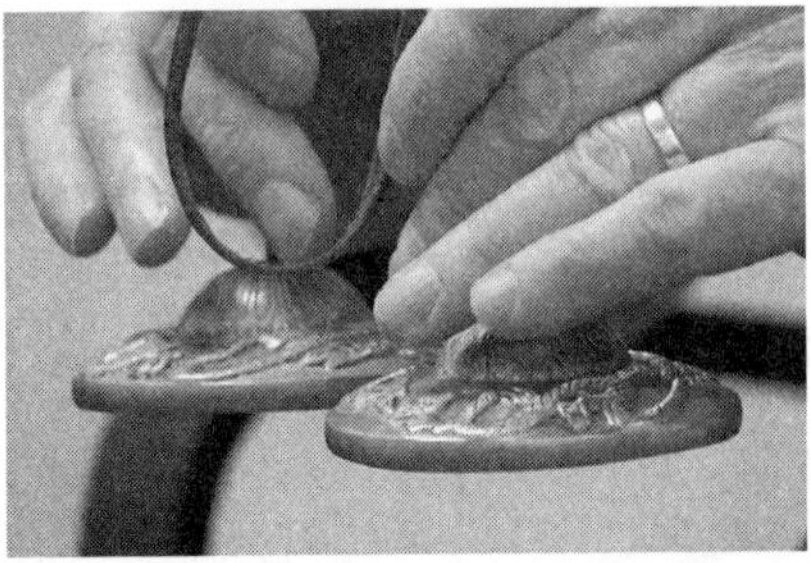
プログラムの中で鳴らされる鐘は、心が洗われるような音色

例えば、朝起きたときにマインドフルネスを習慣的に行うようにするなど、生活の中に組み入れることが推奨されている。このことが、長期にわたってストレスを減らす効果に

つながったと考えられる。

「マインドフル」なライフスタイルを

マインドフルネスに興味を持ち、まずは挑戦してみようかなとお思いの方にも、いや、毎日時間を取るのはちょっと……とお思いの方にも、ぜひお勧めしたいことがある。生活の中に「マインドフル」な時間を、少しずつ作っていくことだ。

たとえば入浴するとき、湯船につかりながらあれこれ考え事をしていないだろうか。こういうときこそ、心にマインド・ワンダリングが忍び寄ってくる。そこで、意識的に考え事をするのを止めてみるのだ。その代わりに、「今日のお湯は肌にしみるな」「冷えた体がだんだん奥まで温まってきた」などと、その瞬間の感覚に注意を向けるのである。

通勤・通学、散歩中にもできるだけ考え事などしない。四季のうつろいが、風景や吸い込む空気の匂いにもたらす変化、踏みしめる足から伝わる感覚を感じる時間にする。食事の際も、味や香り、食感に注意を向けながら、ゆっくりかんで味わう。

それだけで、毎日少しずつ、生活の中にマインドフルな時間が増えていき、マインド・ワンダリングは確実に減ってくる。すると、なんだか気分が良い時間が徐々に増えてくるのである。

マインドフルネスで海馬が大きくなる⁉

マインドフルネスがストレスを減少させる効果を持つことは世界中で報告されているが、最新の研究によって、マインドフルネスを継続して行う人たちの体の中で、ある変化が起きていることも分かってきた。

アメリカ、ハーバード大学のサラ・ラザー准教授は、マインドフルネスと脳の関係についての研究で注目を集めている。

ラザー氏はマインドフルネス・ストレス低減法を八週間行った一六人の脳を調べるうちに、ある変化を発見した。取材中、その変化を示す脳の画像がパソコンのモニターに映し出されたとき、私は思わずゾクッとした。それが「海馬」の画像だったからだ。

思い出してほしい。ストレスが積み重なって、ストレスホルモンのコルチゾールが脳にあふれたときに神経細胞をむしばまれてしまうのが、この海馬だった。日本の国立精神・神経医療研究センターで、功刀氏に見せてもらったうつ病患者の脳画像が脳裡《のうり》に浮かぶ。脳に広がった虫食いのような黒い影は、海馬が萎縮して脳につくられた隙間だった。その海馬に変化が起きたというのだ。

ラザー氏は海馬の画像を指さしながら淡々と説明する。

「これは海馬の灰白質《かいはくしつ》です。五パーセント増加していました」

ストレスにむしばまれて萎縮することで、うつ病につながる可能性が指摘されていた海馬を、回復できる可能性が見えてきたのだ。


変化は、それだけではなかった。

マインドフルネスを行った人では、不安や恐怖に反応してストレスホルモンを分泌させるきっかけとなっていた「扁桃体」の一部が、約五パーセント減少することが分かってきたのだ。子どもの頃に受けた強いストレスが大人になったときどう影響するかを調査した研究では、扁桃体が大きくなる傾向があった。その結果、ささいなストレスにも過敏に反応するようになり、ストレスに弱い大人になる可能性が指摘されていた。

しかし、マインドフルネスを行うことで、その扁桃体の一部が減少するデータが示されたというのだ。それはストレスへの過敏な反応が抑えられることを意味する。

「マインドフルネスで、脳は本当に変わります。マインドフルネスにはとてもパワフルな効果があり、たくさんの人々のストレスを減らすことができるのです」
ラザー氏はそう力強く語った。

マインドフルネスを行うと脳の中で何が起こるのか

ご紹介したラザー氏の研究のような、マインドフルネスをめぐる脳科学は、近年きわめて活発な研究領域となっている。瞑想という脳内現象の正体はどういうものなのか。なぜストレス対策に効果があるのか。そのような疑問を明らかにするために、多くの科学者が脳を観察し、現象の解明に挑んでいる。

私たちは、最近、説得力のある仮説を発表したカーネギーメロン大学のデイビッド・クレスウェル准教授を訪ねた。実験を通じて組み立てたその仮説は、「マインドフルネスの正体とは何か」を説明する理論として、注目を集めている。

クレスウェル氏は、マインドフルネスを三日間行うグループと、行わなかったグループを作り、これ以外の条件が変わらないように実験を慎重に行い、二週間後に双方の脳を比較した。

するると、たった三日間の過ごし方が違うだけで、脳の前頭葉のｄｌＰＦＣ（背外側前頭前野）という部分に大きな違いが表れることが判明した。ここは前述したｄｍＰＦＣ（背内側前頭前野）の近くにあり、思考や認知にかかわる重要な部分で、大脳の司令塔とも呼ばれる。

マインドフルネスを行わなかった人は、ｄｌＰＦＣの活動が若干落ちたが、行った人を見てみると、その働きが大きく向上していたのだ。

さらに調査を進めると、マインドフルネスを行った人は、ｄｌＰＦＣと、脳内の複数の部位を結んだ連合体「デフォルトモードネットワーク」とが同期して、活発に働いている様子が見られた。

このデフォルトモードネットワークは、脳のほかの部分が積極的な活動を「行わない」ときに活発に働くという不思議な性質を持っていて、この状態を放っておくと、過去や未来に意識が向くマインド・ワンダリングが起きやすいことが分かっている。それが意識の中枢であるｄｌＰＦＣと同期しているということは、デフォルトモードネットワークや、マインド・ワンダリングの状態が、ｄｌＰＦＣにきちんとコントロールされている証拠だと考えられる。

一方、行わなかった人には、ｄｌＰＦＣとデフォルトモードネットワークの同期は見られなかった。デフォルトモードネットワークが暴走しても放置されている状態だ。

これらの実験結果を、クレスウェル氏は次のように解説する。ｄｌＰＦＣの活動が大きく向上することで、デフォルトモードネットワークがうまくコントロールされ、その過剰な活動が抑えられる。結果、マインド・ワンダリングが抑制され、ストレスが減少する。

瞑想の上達者ほど雑念がわかなくなり、ストレスに強くなる。そんなマインドフルネスの経験者の実感を、脳科学的にうまく説明した仮説だと評価されている。

しかし、このクレスウェル氏の説明だけでは、ラザー氏が指摘した海馬が回復する現象は説明できていない。この現象は、以前から次のように説明されている。

脳の中で図書館の司書のような役割を果たしている海馬は、認知や思考を司る前頭前野という注文の多い雇い主から、絶えず記録の提出を求められたり、新情報の保存を命じられたりしながら懸命に働いている。そのため、前頭前野がバリバリ働き続けると、海馬は慢性的な疲弊状態に陥る。そのことが海馬の萎縮に関係していると考えられている。

では、マインドフルネスを行うと何が起きるのか。前頭前野は、自分の呼吸や周囲の気配に注意を向けるため、その間だけは海馬に命令しなくなる。そのおかげで海馬は少し休憩でき、疲労が癒され、その結果、萎縮した部分の回復につながるという。また前頭前野の要求に応える必要がないときに、海馬は図書館に散乱した記憶を取捨選択したり、整理する作業を行えるようになる。

マインドフルネスを行うと、記憶力が向上することが実験で観察されているが、海馬の回復や記憶の整理といったことが、それを後押ししていると、この仮説では考える。

クレスウェル氏が実験から導いたマインドフルネスの理解と、この説明はどう関係するのだろうか。海馬はデフォルトモードネットワークを構成するひとつの要素であり、dlPFCは、前頭前野の一部である。だから、脳で起きているひとつの現象を、異なった角度から説明しているにすぎないのかもしれない。

いずれにしろ、マインドフルネスの最中は、脳のさまざまな部分が普段とは異なる働き方をしており、それが多くの場合、脳に良い変化をもたらしていることは、揺らぐことのない定説となっているのである。

マインドフルネスは体内の炎症を抑える!?

さらに、マインドフルネスに関する最新研究の成果をご紹介しておこう。マインドフルネスは、私たちの体の中で、想像もされていなかったミクロの世界の変化を起こしていることが分かってきたというのだ。

ウィスコンシン大学のリチャード・デビッドソン教授は、タイム誌の「世界で最も影響力のある一〇〇人」に選ばれた実績のある科学者だ。瞑想時の脳の状態を計測するなどの手法で、心理学・精神医学の新たな分野を開拓してきた。そして、このほど発表したマインドフルネスに関する研究でも、いままた世界の大きな注目を集めている。

「私たちは、ある遺伝子の働きが抑えられることを発見しました」

デビッドソン氏が発見したのは、マインドフルネスによる、遺伝子「ＲＩＰＫ２」などの変化だ。ＲＩＰＫ２とは、慢性的な炎症に関わる働きがあるとされている。

私たちの体内で弱い炎症が続くと、それが肥満や動脈硬化の原因になったり、老化を進めたりすることが近年の研究から明らかになりつつある。

デビッドソン氏の研究では、マインドフルネスを行うと、このＲＩＰＫ２の働きが低下

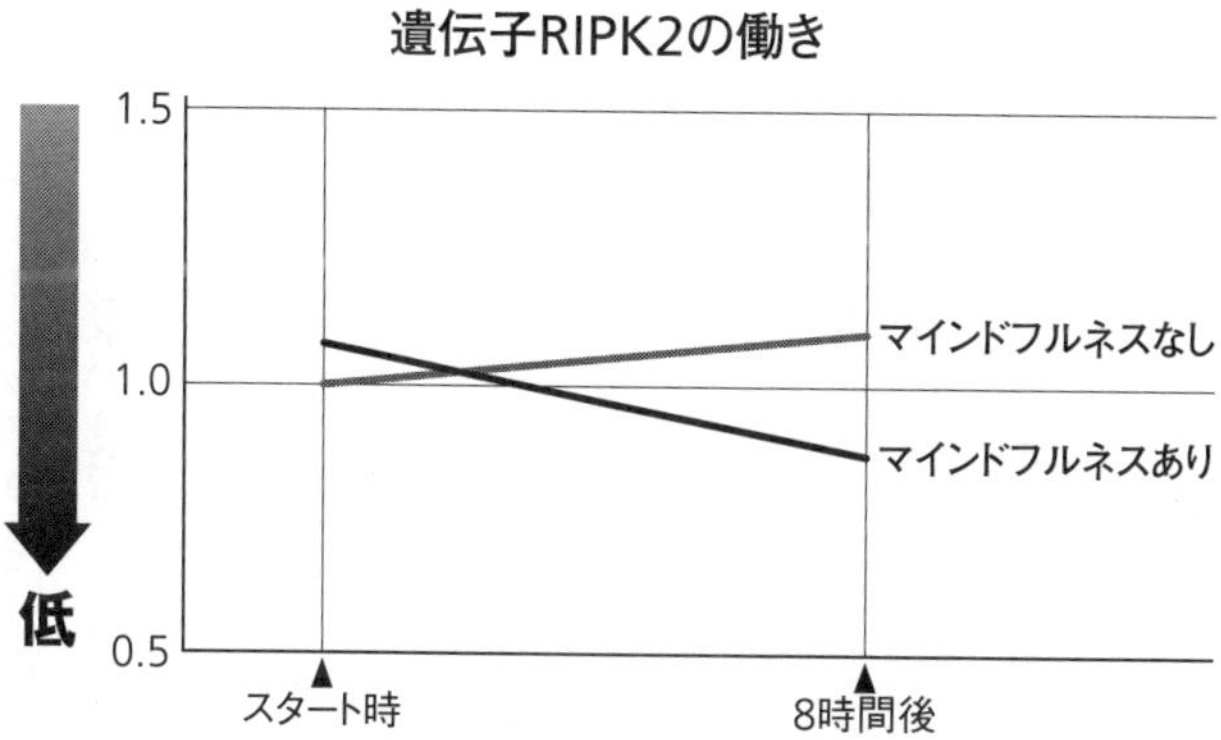

することが分かったのだ。慢性炎症に関わる遺伝子の働きが低下したということは、マインドフルネスが体の不調を抑える役割を果たしている可能性があることを意味する。

さらに、マインドフルネスを行った人は、RIPK2の働きの低下に伴って、ストレスホルモンであるコルチゾールの値が早く正常に回復することも確認された。ストレスの減少が、遺伝子の働きからも見えてきたのだ。

デビッドソン氏は新発見の驚きをこう語った。

「これを見つけたときには、とても興奮しました。すばらしいのは、この結果が純粋な精神のトレーニングから生まれたということです。これが意味することは、とても重要です。マインドフルネスは、公衆衛生において非常に役に立つということです」

ストレスによってむしばまれた脳も、マインドフルネスによって正常な状態に戻る可能性があることを、最新の科学は明らかにしているのだ。

オーダーメイドのストレス対策法を

積み重なると、時に命を奪うこともあるキラーストレス。最新の科学は、その詳細なメカニズムを明らかにすることによって、コーピングやマインドフルネスなどのストレス対策を導き出し、それを習得する道筋も示してきた。

どちらから試せばよいのか迷うかもしれないが、まずは「両方」を組み合わせてみてほしい。

われわれは社会生活を送る上で、どうしても頑張らざるを得ない場面や時期がある。頑張って仕事をして、頑張って家事をして、頑張って子育てや介護をしなければならない……。そんな日々を送ることでたまってしまう「頑張るストレス」には、コーピングで対応していくのが望ましい。自分のストレス状況に合わせてきちんと、こまめに対処していくことが大切だ。

しかし、頑張りながらコーピングを続けていると、どこかで限界がきてしまう。限界の到来を予防するのに有効なのは、マインドフルネスだ。過去や未来にとらわれず、今に気づきが向かう時間を、習慣として生活の中に組み込んでいくことをお勧めしたい。

コーピングとマインドフルネスの両方をバランスよく組み合わせ、無理のない範囲で継続することで、ストレスは確実に減少していく。自分に合わせた「オーダーメイドのストレス対策」こそが、あなたの生活の支えになるはずである。

終章　ストレスから子どもを守る

見逃してはいけない幼少期のストレス

さて、ここまでは、働き盛りの人、子育て・家事に追われる人の具体的な事例をもとに、私たちが日々直面するストレスについてさまざまな角度から見てきた。ストレスがどのように心と体の病を引き起こすのか、そして、その予防・対策のためにどのような方法が有効なのか。世界の最新科学の成果により、ストレスに立ち向かうための確かな道筋が見えてきたことと思う。

しかし、私たちは取材を通して、誰もが見過ごすことができないであろう大きな課題が存在することに気づいた。

「子どものストレス」である。

「ストレスに強い人と弱い人」について、その違いを決定づける要因は何だったか思い出してほしい。第二章で紹介したようにストレスの対処能力の差は、遺伝や考え方の癖など、いくつもの要因が考えられているが、その中でも「生まれ育った環境」、特に、「子どものときの強いストレス体験」が、大人になってからのストレス耐性に影響することが示されたのだ。

子どものストレスを見過ごし、有効な対策をとらなければ、その影響が大人になっても続くという衝撃の事実が、最新の研究から見えてきたのである。

影響が長く残る子ども時代のストレス

第一章に登場したワシントン大学のライアン・ボグダン氏は、脳科学の視点から幼少期のストレスの影響について忠告する。

「人生の早い時期、つまり子ども時代に不運な経験をした人たちは、恐怖や不安に対するストレス反応が大きくなる傾向にあります」

子ども時代に受ける強いストレスといえば、虐待、いじめ、ネグレクトなどが考えられる。ボグダン氏は、被験者が子ども時代にどんな体験をしたかを調査し、その出来事を点数化して「子ども時代のストレスの量」として集計した。同時に、被験者の扁桃体の反応を調べてみると、幼少期のストレスの量が多い人ほど、大人になってから扁桃体が反応しやすくなっていたのだ。

「不安や恐怖といった刺激に対して、扁桃体がよりアクティブになっていました。つまり、実際に経験しているストレス以上の、大きなストレス反応、長いストレス反応を引き起こしてしまうのです」

子どものときに大きなストレスにさらされるだけでも辛いことなのに、大人になってもその影響が残るというのは、なんともやるせないことではないか。

子どものストレスは、われわれが暮らす社会の未来に関わる問題ともいえるだろう。本書の最後に、ストレスはどのようにして子どもに悪影響を及ぼすのか、その具体的なメカニズムに迫る。そして、その影響からいかにして子どもを守るのか、方策を紹介したい。子どもを守ろうとする志を持った研究者たちによって、いくつもの方策による確かな効果が報告されている。

脳の報酬系が作動しなくなる

ボグダン氏の研究チームは、子どものときに受けたストレスの影響が、なぜ大人になっても残ってしまうのか、そのメカニズムの解明に挑んだ。そして、浮かび上がってきたのが「報酬系」と呼ばれる脳のシステムだ。

「報酬とは、人に快感を与えるものです。例えば、おいしい食べ物、お金、セックスなどです。報酬系は、こうした快感を与えてくれるものを追求する意欲を私たちに与えてくれます」

脳の中の報酬系の働きには、またもや扁桃体が深く関係しているという。

「おいしいランチを食べれば、これは快いことなので報われた気分になりますね。同じように、例えば人前でスピーチする場合も、スピーチが終わればほっと安堵するはずです。人間は辛いことが終われば、報われた気分になるのです。このどちらのケースでも報酬系が働いています。しかし、子どもの頃に大きなストレスを経験した人の場合、この働きに、悪影響が及んでしまうのです」

普通、脳の報酬系が働くと、ストレス反応が起こりにくくなったり、起こったとしてもその収束を促すと考えられている。ストレスの暴走にブレーキをかけてくれるわけだ。逆に、この報酬系の働きの低下が起こると、ストレス反応が大きくなったり、長期化したりすることになる。子どもの頃に強いストレスを受けると、このブレーキがうまく作動しなくなってしまうのだ。

ボグダン氏はこう続ける。

「重要なのは、子どもの頃にどのようなストレスを浴びたのかを気にすることではありません。ストレスに対処する方法を学ぶことなのです。報酬を認識するように教えることは困難なことです。しかし、ストレスの原因になることや、ストレスへの対処を学ぶことはできます。これは、すべての人が学ぶべきことだと私は思っています」

最後に、ボグダン氏自身のストレス解消法を尋ねてみると、入口近くの壁を指さした。そこには、仮装した女の子と女性の写真が貼ってあった。

「ハロウィーンのときの妻と娘の写真だよ。家族の写真を見ると気持ちが落ち着くんだ」

そう言うと、表情が和らいだ。

お礼の握手をして、ワシントン大学を後にし、ボグダン氏とは別の角度からストレスが子どもに及ぼす影響について研究している研究者に会うことにした。その研究者が調べているのは、「遺伝子」との関係である。

ストレスが遺伝子を老化させる!?

私たちはアメリカ西海岸の都市、サンフランシスコからハイウェイに乗り、対岸の街バークレーへと向かった。取材の約束をしているのは、グレッグ・ミューラー教授だ。彼はシカゴのノースウェスタン大学で、ストレスと健康について研究している。カリフォルニア大学と共同研究を行うために、バークレーに長期滞在していた。

ミューラー氏は新たなストレスの影響を明らかにしていた。それは遺伝子への影響だ。ストレスとの関係を調べたところ、ストレスが多い人では、遺伝子の変化が進んでいたというのだ。しかも、遺伝子の変化には、子どものときからのストレスの影響が考えられるという。いったいどのような影響なのだろう。

ミューラー氏の答えは「老化」だった。

「細胞の年齢と実年齢の違いを測ることができるのですが、この差にストレスが関係していることが、これまでのさまざまな研究で明らかになっています。重いストレスを長期間経験している人は、実年齢よりも細胞年齢がずっと歳をとっていることが多いのです」

ミューラー氏はこう言うと、著名人を例に挙げた。

「この国ではオバマ大統領のことがよく話題になります。大統領の実年齢は若いですが、同年齢の人と比べると白髪が多く、髪も薄いことが見受けられます」

恐らく、私たちの理解を促すためにオバマ大統領を例に挙げたのだろう。彼の生い立ちは詳しくは分からないが、大国を背負うストレスからか、就任時に比べると、相当白髪が目立つようになった。

同じ年齢の人たちを比べたときに細胞がより老化しているかどうかは、遺伝子を構成しているDNAの「メチル化」と呼ばれる変化を調べることで推定できる。メチル化とは、いわば遺伝子の〝老化状態〟であり、ミューラー氏は、このメチル化を指標にストレスの影響を調べたのだ。

貧困がもたらすストレス

ミューラー氏の研究チームは、研究対象として、ジョージア州の経済的に苦しい家庭の子どもたちに注目した。アフリカ系アメリカ人の子どもたちが中心であった。

「経済的な苦しさから来るストレスを受けると子どもたちの健康にどんな影響があるのかを、細胞の状態と病気を関連づけながら、明らかにしたいと思ったのです」

研究には一〇年を越える年月が費やされた。共同研究者であるジョージア大学の研究者たちは、一一～一二歳の頃から子どもたちを追跡調査し、二年ごとに面接を重ねていった。現在、被験者の子どもたちは二〇代半ばになっているが、ライフスタイル、家庭環境、家族との関係、健康状態などは当然のことながら違う。

調査の結果、遺伝子の老化に関して、別の要因が見えてきたという。

ミューラー氏は次のように説明する。

「深刻な人種差別をくり返し受けている子どもたちは、免疫細胞の遺伝子のメチル化が進んでいました。家庭外の人種差別によるストレスと、社会的なサポートがない家庭環境によるストレスが組み合わさると、遺伝子の老化速度が速くなるのです」

また、貧困地区で勉学に励み、大学を目指した子どもたちに関する調査からは落胆すべき事実も見えてきた。

周囲にさまざまな障害があるにもかかわらず、学校でよい成績を取り、問題も起こさず、大学に進学した子どもたちの遺伝子を調べてみたところ、一般的な同世代の子どもに比べて一・五〜三年老化が進んでいたのだ。

彼らがこれまでに生きてきた人生の長さを考えると、老化が進んだ期間は相当に長い時間であることが分かる。

この遺伝子の老化とはいったい何を意味するのか。

ミューラー氏によると、五〇代、六〇代になったときに老化とともにリスクが高まる健康問題に結びつく可能性があると予想されるそうだ。心臓発作や脳卒中、糖尿病、ガンといった病になるリスクが高いという。

アメリカの貧しい地域では、薬物や暴力などにかかわらずに成長することは、とても難しい。そのような中、人一倍努力して大学へ進学したものの、なかなか新しい環境になじめず、進学者の少ない故郷でも、ある種の疎外を感じている被験者の若者は、「自分は宙ぶらりんな状態にある」と答えた。

ミューラー氏はこの精神状態こそが大きなストレスを生むのではないかと考えている。この結果を、読者はどのように感じただろう。

コミュニケーション力がストレスに強い人間を育てる

子どものストレスの影響が明らかになるのと並行して、彼らを守るための研究も成果を上げ始めている。

心身の成長過程にある子どもは、周囲の人間関係やさまざまな出来事の影響を受けやすい。それはつまり、強いストレスにさらされる可能性があったり、すでに強いストレスを体験したりした子どもたちでも、きちんとしたストレス予防法や対策をほどこせば、その効果は十分に期待できるということでもある。

子どもをストレスから守ろうとする科学者たちの研究から、大きな効果が報告されているものを紹介する。

ミューラー氏と共同研究を行う、ジョージア大学の研究者チームが、子どものストレス対策として注目するのが「家族のコミュニケーション」だ。

被験者に選ばれたのは田舎町のアフリカ系アメリカ人の一一歳の子どもたちだ。父親や母親、あるいは祖父母一人に週一回、七週間にわたって学校に来てもらい、子どもたちと一緒に、よいコミュニケーションの取り方や、人種差別、麻薬などの薬物、非行の問題について考え、学ぶ機会を作ったのである。つまり、親と子どもが一緒に難しい問題について話し合い、解決する方法を見つけるトレーニングを行ったのだ。

そして八年後、子どもたちが一九歳になったときに、トレーニングをしたグループと、トレーニングはしなかったがアドバイスが書かれた手引書を送ったグループを比較した。すると、トレーニングを行ったグループでは、炎症反応とよばれる体の反応が低いレベルに留まっていた。つまり、ストレスの悪影響を抑えることができたのだ。

ミューラー氏が言う。

「炎症反応のレベルが高いと、後年、糖尿病、脳卒中、心臓病、ガンなどにつながっていく危険性があります。家族と一緒にコミュニケーションの取り方を学ぶことによってそれを防ぐことができるという、説得力のある証拠です」

やはり、子どもを守る砦《とりで》は家族なのだ。

同時に、家族が子どもに与えるストレスは、友だちとの対立や学校で起きる問題よりも遥かに大きいことも明らかになっている。

さらにこう強調した。

「家庭環境が人生の分かれ道です。家族のつながりがいいと、子どもたちの健康を助けることになります。反対に家族のつながりが悪いと、子どもの幸せや健康を傷つけることになるのです」

子どもたちをストレスから守るには、家族とのコミュニケーションが重要であることを、広く社会に伝えていかなければならないだろう。

子どもとの接し方を学ぶ

子どもをストレスから守るために、家族とのコミュニケーションに注目する研究はほかにも広がっている。

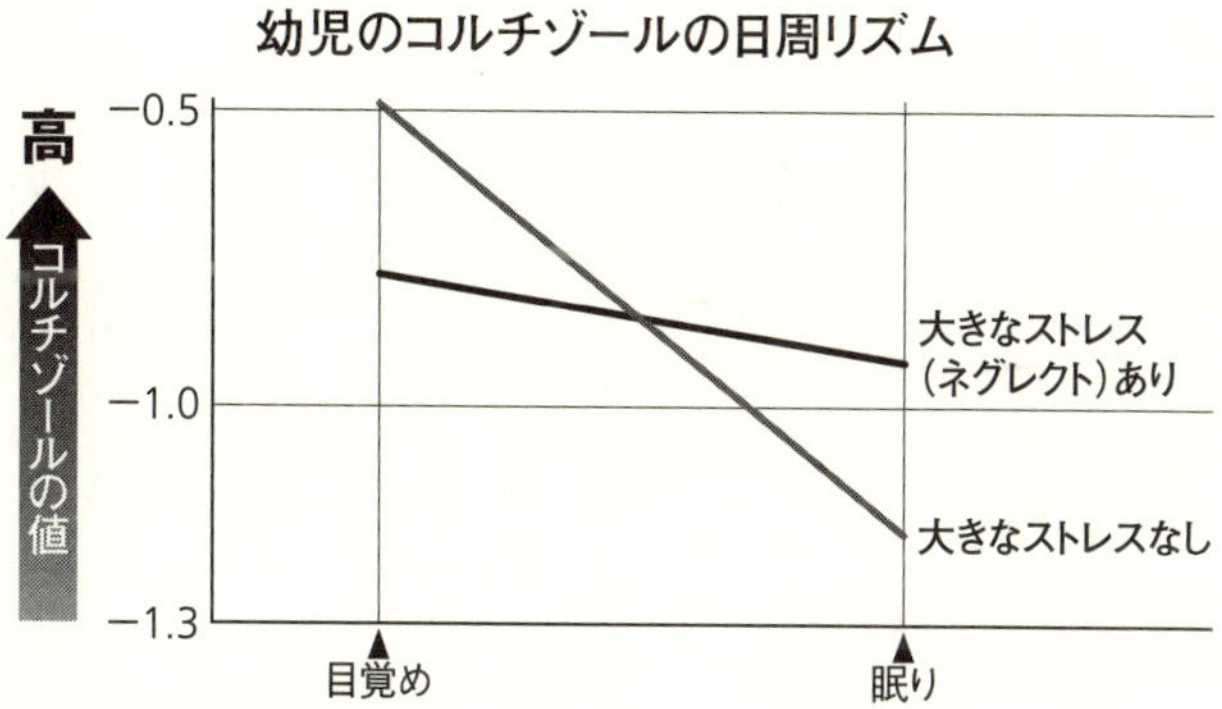

ニューヨーク州立大学は、子どもへのネグレクトや虐待のリスクを抱えた家族に直接介入して、子どもと接する方法を伝えるための実践的な特別プログラムを作成している。こうして、子育てに介入した家族の子どもは、体に備わったストレス反応に変化が現れることが明らかになってきたのだ。

ニューヨークの貧困地区では、ネグレクトや虐待などの強いストレスにさらされて育つ子どもたちがいる。同大学ストーニーブルック校のクリスティン・バーナード氏らの研究チームは、貧困地区の子ども一一五人を調査して、強いストレスにさらされた子どもたちのストレスホルモン・コルチゾールの値に変化が生じていることを突き止めた。

通常コルチゾールというストレスホルモンは、朝目覚めるときに最も多く分泌され、眠る時間までには減少していくというのが正常なリズムだ。しかし、強いストレスを体験した子どもは、朝、目覚めたときから夜眠りにつくまで、コルチゾールの値にほとんど変化がなく、正常なリズムとは大きく異なることが調査から分かったという。このことはコルチゾールの分泌をうまく調節できなくなっていることを示し、強いストレスを受けている状況にあるといえる。

バーナード氏らは子どものストレスを減らすための研究に乗り出している。そのターゲットは、子どもではなく母親や父親だ。親と子のコミュニケーションを改善することでストレスを減らすという方法がどれほどの効果をあげるのか、貧困地区に暮らす実際の親子で検証しているのである。

どのような方法なのか、貧困地区を訪ねるという研究グループの育児コーチに、私たちは同行させてもらうことにした。

子育てサポートプログラム

車から眺める町は、舗装の荒れた道路から巻き起こるホコリでかすみ、壁に描かれた落書きはところどころはがれ落ちて、どこか荒々しい空気を放っている。

町の一角にある古びた共同住宅に到着すると、駐車場の防犯ベルが壊れて、大きな音がずっと鳴り続けていた。

「子どもの育て方を教えてほしい」と連絡をしてきた女性は、その共同住宅の一室で暮らしていた。空調がうまく効かないひと間だけの部屋は、じっとりと汗をかくほど蒸し暑い。大人でも不快な環境の中で、生後八か月の赤ちゃんが、泣くことも笑うこともなく無表情に目を見開いていた。

母親の女性は、幼い頃にアフリカから移住してきて里親の元を転々とし、二度の自殺未遂を経験していた。親の愛情を感じる経験が乏しく、詳しくは語らなかったが、辛い子ども時代を送ったことは明らかだった。

その結果、自分の子どもが生まれても、どう接すればいいのか分からず途方に暮れていたという。その影響が赤ちゃんに及んでいることは容易に推察できた。

「この子は感情に訴えることがとぼしい。泣かない子どもになってしまった」とその母親は話した。

研究グループは、親子がスムーズにコミュニケーションをとることで、子どもが強いストレスを感じることがないようにサポートする、一〇週間の特別なプログラムを用意して

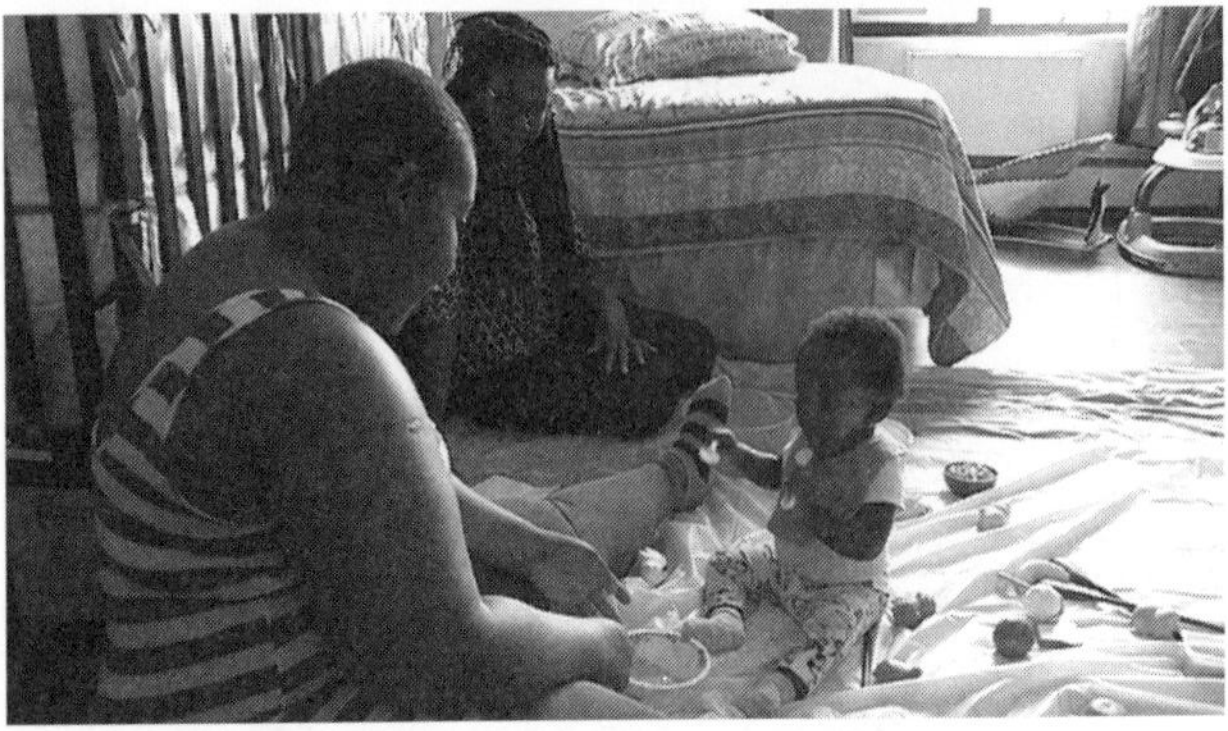

子育てに不安を感じる親をサポートし、子どものストレスを減らす取り組み

いる。そのために、育児コーチが週に一度、自宅を訪問しているのだ。

取材当日は、育児コーチが見守る前で、親子は一緒に遊んだり、おやつを作ったりするプログラムを順調に進めていった。その中で、育児コーチから母親に、子どもとの接し方が具体的に伝えられていく。

例えば、子どもがおもちゃを持ったら同じように手にとり、子どもが何かを口に入れたら「おいしい?」と声をかけたりして、母親が子どもの動きについていくようにする。その目的は、子どもに、自分の行動や感情はきちんと親に伝わっていて、コミュニケーションをとることにより、相手と意思の疎通がとれると教えることだ。ストレスを減らすと同時に、脳の発達を促す効果が期待で

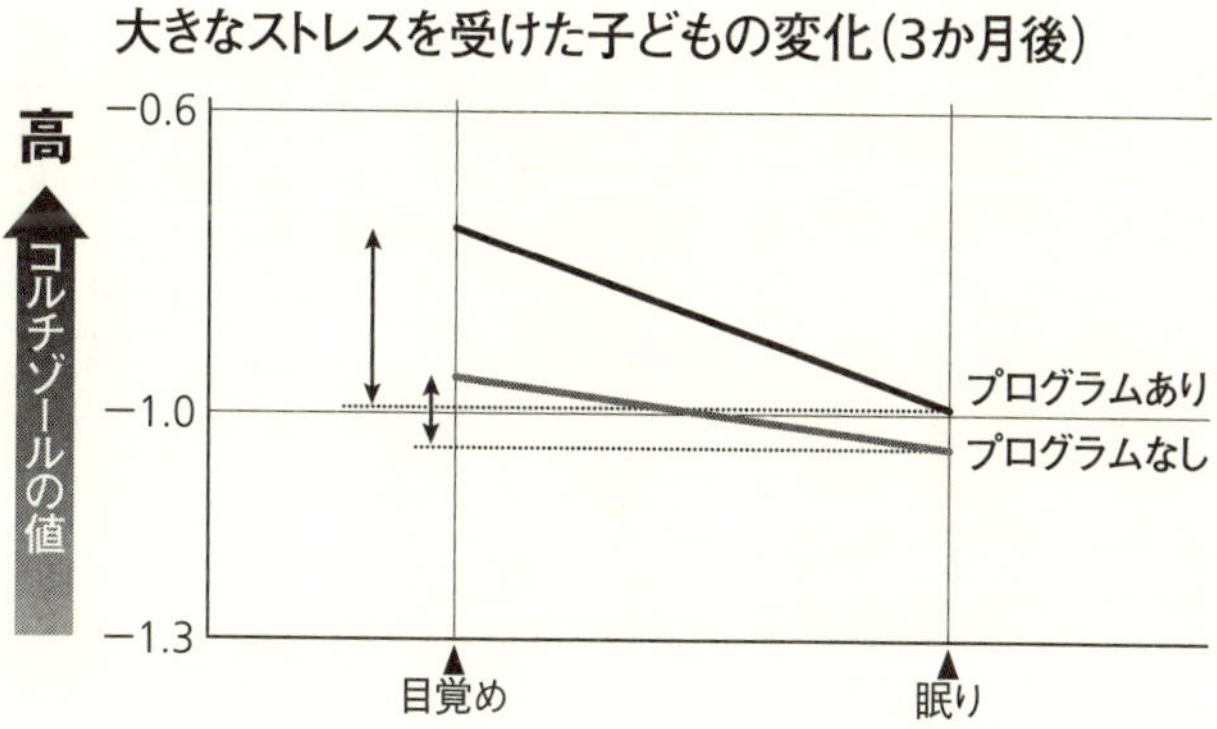

きるという。

最初は緊張でこわばっていた女性の表情は、アドバイスを受けながら少しずつ柔らかくなっていった。育児コーチも、一分に一度は母親をほめて、積極的に子どもと関わるよう促していた。その結果、プログラムの終盤では、感情をほとんど表さなかった赤ちゃんが、少しずつ声をあげたり、むずかったりするようになったのである。

この取り組みの効果は、プログラムを受けた子どもたちのコルチゾール分泌のリズムにはっきりと現れた。先ほど見たように、貧困地区の子どもたちの多くは、朝目覚めたときから夜眠るときまでコルチゾール分泌の値はほとんど変わらず、コルチゾールのリズムをうまく調節できていなかった。しかし、プログラムを受けた子どもは、朝から夜にかけてコルチゾールの値が下がる、正常なリズムに近づいていく、確かな効果が確認されたのである。

人の結びつきがストレスを減らす

研究を主導するバーナード氏は言う。

「発育に大切なのは、人との結びつきを得ることです。周囲がそれを助けることで、子どもたちを重いストレスの悪影響から救うことができるのです」

当然ながら子どもの力だけでストレスのダメージから回復することは難しい。強いストレスを経験した子どもたちを守る取り組みには、周囲の大人のサポートが不可欠となる。ニューヨークの研究は、ストレスを受けた子どもだけでなく、子育ての渦中で悩んでいる親に関わることも大きな意味を持つことを示していた。

人と人とのコミュニケーションのあり方を変えていくことが、ストレス対策につながっていく。ということはつまり、あなた自身がまわりの誰かのストレスを和らげる存在になり得ることを意味する。

周囲を見渡してみて、笑顔を見せない子どもや、暗く沈んだその親など、重いストレスに苦しんでいる人はいないだろうか。もしも悩んでいる人がいたら、そっと声をかけてみてほしい。その行動は、われわれの社会の将来を変えることにつながるかもしれない。

子どもをストレスから守る取り組みの最後に、強いストレスを経験した子どもからその影響を取り除こうとする研究を紹介する。傷ついた子どもの将来を守るために、医師や臨床心理士が実際に活用し始めている方法だ。

子どものトラウマを消す取り組み

その一四歳の少女は、挨拶するとニコッと素敵な笑顔を返してくれた。豊かな栗色の髪に涼やかな目元が印象的だ。

アメリカ、ネブラスカ州の愛着・トラウマセンターで取材に応じてくれた少女は、実の父による兄弟への虐待を目撃したことで、深い心の傷を抱えていた。そのせいか、ちょっとしたストレスで泣き叫んだり、寝込んでしまったり、過剰な反応を引き起こすようになっていた。

いじめや虐待などの強いストレスは、トラウマとなって脳に残り、それが長期にわたって悪影響を及ぼす。このトラウマを解消する方法のひとつが、WHOが推奨する心理療法（EMDR＝Eye Movement Desensitization and Reprocessing）である。少女はこの愛着・トラウマセンターで、専門の心理士による治療を受けていた。

カウンセリンググルームには、左右に移動する光の点が表示される特別な機械がセットされている。少女は、この光を目で追いながら眼球を左右に動かす運動を行っていた。この運動によって脳を刺激すると共に、辛いトラウマの記憶を思い浮かべ、専門の心理士と会話を行う。この一連の流れには、トラウマを「普通の記憶」へと変化させるよう促す効果があると考えられているのだ。

目の前で兄弟が虐待されていたときのことを思い浮かべる少女からは、徐々に表情が消えて、瞳に暗い影が落ちた。心理士が静かに問いかける。

「何を感じる？」

「怒りを感じる。兄弟を守れなかった過去の自分を責めているの。どうしたらいいか分からなかった……」

そう少女は言葉をしぼり出した。

心理士が彼女の瞳をじっと見つめて、穏やかに語りかける。

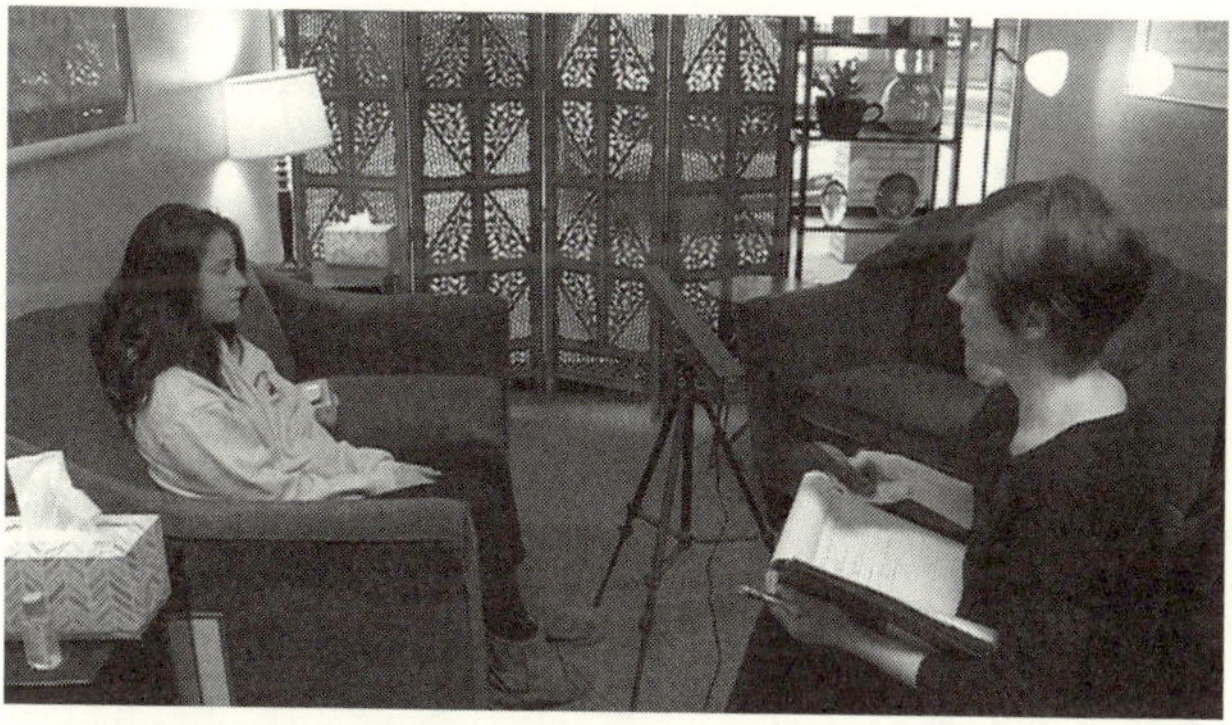

EMDRを受ける少女と心理士のウェッセルマン氏

「ねえ、あのとき、あなたに虐待を止めることができたかしら？　自分を責めてはダメ。あなたはほんの子どもだったのよ」

治療を進めていくと少女に変化が現れた。光を追って左右に動かしていた瞳から、大粒の涙がこぼれ落ちた。

心理士が再び問いかける。

「何を感じる？」

少女はゆっくりと、しかしはっきりと、自分の思いを打ち明けた。

「幸せになりたい。怖がりながら生きるのはもう嫌……」

自分は悪くなかった。少女はそう思えるようになりつつあった。

このようにＥＭＤＲは、思い出すことさえ辛い記憶を、過ぎ去った出来事として受け止められるように促す作用を持つ心理療法である。詳細なメカニズムは解明されていないものの、通常のカウンセリングよりも短期間で効果が得られるとされ、いま、臨床の現場で急速に広まりつつある。

少女を治療している心理士のデブラ・ウェッセルマン氏が言う。

「EMDRで、ストレスによるトラウマをかなり取り除くことができます。通常の生活に戻ることも可能だと考えています」

六か月間治療を重ねてきた結果、穏やかな気分を感じられるようになり、ストレスに対する過剰な反応もあまり見られなくなったという。この日、治療を終えた彼女に効果について尋ねてみた。

「EMDRの治療は頭の中に深く入ってくる感じで頭がすっきりします。ストレスはかなり減りました」

こう言ってにっこり笑った表情には、確かに明るい未来を感じさせるものがあった。

急がれる子どもへのストレス対策

ストレスから子どもを守ろうとする研究はどんどん広がっている。国内にも、同じ思いを持つ研究者たちが多く存在する。第二章で登場した福井大学の友田明美氏は、強いストレスを体験した子どもたちの回復に効果的なホルモンや生育環境の改善、脳の回復に関する研究を行っている。

また、東京大学の滝沢龍氏は、大規模な追跡データの解析を進めて、子どもの頃の強いストレスは、成人してからも長く影響が続くことなどから、カウンセラーや精神科治療といったメンタルヘルスに関する社会的な費用を増大させることの必要性を詳細に報告しようとしている。子どもたちに早期のストレス対策を施さないと、社会の大きな損失につながるという提言である。

イギリスやアメリカではすでに社会福祉の改善に向けた具体的な議論が始まっている。さまざまな立場の科学者たちによって、子どもを守ることの意義と必要性が指摘されているのである。

友田氏を取材しているとき、強いストレスを体験した子どもたちの脳への影響について、印象的な話を聞いた。強いストレスによる、いわゆる「脳の傷」は、見方を変えれば、ストレス環境に対する適応であったと推測されることだ。それは悲しい適応であり、悲しい進化である。

そして、友田氏はこう言って取材を締めくくった。
「脳の傷は、治らない傷ではありません。癒やされうる傷を、早い時期にきちんと治療する必要があります。問題なのは子どもが置かれた世界であって、子ども自身が悪いのではありません」

福井の取材を終えて、移動のために乗車した特急サンダーバードは、黄昏《たそがれ》から夜に向かって走っていた。車内は、ネクタイをゆるめてぼーっとビールを飲む人、首が曲がりそうな角度で眠っている人、何とか一日をやり過ごした人たちの静かな息遣いが聞こえていた。そのような空間で私は「そもそも子どものストレスはどこから生まれるのか」を考えていた。

子どもは、家や学校など、大人が準備した環境で生活している。その中で、虐待やネグレクト、いじめなど、子どもが強いストレスを体験するような場合、その原因の多くは子どもを取り囲む大人にあるといえないだろうか。

しかし、子どもたちを守るべき大人が、幼い頃に受けた傷によって、いまもなおトラウマを抱えている可能性もある。そして、現代社会に生きる誰もが日々ストレスを受け、

「キラーストレス」の脅威にさらされている。このような状況下で、はたして子どもに十分な心配りやサポートができるだろうか。大人から子どもへ、ストレスの連鎖が起こっていないだろうか。

何よりも大切な子どもたちを、どうしたら不必要なストレスから守れるのか。その方法をわれわれ大人たちの力で見つけなければならない。

おわりに——「ストレスの意識革命」

ストレスに関する研究と実践の最先端の現場をめぐる旅。一気に駆け抜けたご感想はいかがだろうか。

「はじめに」の中に「ストレスを『止まったボール』のように見据える」とある。確かに軽い運動は、ストレスが自律神経に及ぼす悪影響の強さ、すなわちボールの速度を低下させる。コーピングやマインドフルネスは、自分にふりかかったストレスというボールを客観的に眺め、そして対策のスイングを繰り出すことそのものだ。

この旅を通じて、こうした最新のストレス対策を、その具体的な方法と背景に至るまで、大づかみに、かつ深くまで得心していただけたと思う。

私たちは、本書のもとになっている番組シリーズの最後をこう締めくくった。

「今、世界では、科学的な方法でストレスに立ち向かおうという『意識革命』が始まっています。仕事や家事に追われるあなたも、今日からこの革命に加わってみませんか？」

正直に言えば「意識革命」とは、ちょっと大袈裟な感じもする。けれども本書を閉じたあと、日々の生活に軽い運動、コーピング、マインドフルネスを取り入れてみる……そうすれば、ストレスに負けない人生が、今日この日から始まったのだ、という自信を確実に握りしめることができるだろう。

それこそが、小さな意識革命だ。

しかも続けさえすれば、本当に気分や生活の質が上がっていく。「おっ、効いてるな」と思えるときが訪れる。これは、著者らが体験した実感でもある。

そしてもし今後、不幸にも厳しいストレスに見舞われた際には、再び書棚から取り出してページをめくってみる……そんなふうに本書をお使いいただけるならば、著者にとって望外の喜びである。

ただし、言うまでもないことだが、こうした「セルフケア」には、限界があることにもご注意いただきたい。職場での疲労や心理的な負担が強すぎると感じたら、まずは管理職に相談することが大切だ。もし、眠れない、仕事や学校に行かれない、生きるのがつらくなったなど、深刻な問題、あるいは身体的な症状が現れてきた場合は、絶対に躊躇せず専門家に相談すること。診療科目が分からなければいちばん身近な内科で紹介を受けてもいい。サラリーマンなら会社の産業医に駆け込むという手がある。

ちょっとおかしいと思ったら専門家のもとへ。このことはストレスとの付き合いの中で、いかなるときも忘れないでいただきたい。

「キラーストレス」プロジェクトは、数多くの方々のご厚意と努力によって支えられた。そのすべての方にここでお礼を申し上げることはとてもかなわないが、限られた紙面の範囲で記したい。

最初に、番組の総合司会を務めてくださった予備校教師の林修さん。あの有名な決まり文句「今でしょ!」が、実は今この瞬間に注意を向けるマインドフルネスの神髄を表現していた、ということで、これまで「スタジオでの使用を三年間封印していた」という「今でしょ!」を私たちの番組のスタジオで披露してくださった。

そして、この番組を親しみやすくするために力を注いでくれた放送作家の高須光聖さん、スタジオの制作を担った小西寛さん、佐々木敦規さん。番組の方向性に大きな示唆を与えていただき、スタジオ出演もしてくださった専門家の須藤信行さん、熊野宏昭さん、伊藤絵美さんに心からの御礼を。また、制作終盤の苦しい局面で、ストレス耐性の限界に直面しながらも、ともに納得のいく形に仕上げてくれた制作統括の浅井健博と矢吹寿秀に感謝したい。そして、本書の刊行に至るまで頼れる羅針盤だったNHK出版放送・学芸図書編集部の祝尚子さん。ストレスフルな進行の間、その笑顔こそ、著者たちにとって至高のコーピング・アイテムだったことを告白し、ここに記す。

最後に、この場にお名前を挙げられなかったすべての方々に深く感謝を申し上げる。

さあ、それでは皆さん。いつ、ストレスの「意識革命」を始めますか？

「〇でしょ!!」

二〇一六年一〇月

著者一同

[執筆者略歴]

青柳由則 (あおやぎ・よしのり)

1969年生まれ。1994年、NHK入局。科学・環境番組部チーフ・ディレクター。医療分野をフィールドにNHKスペシャルなどの番組制作を続けている。主な番組にNHKスペシャル「眠れる再生力を呼びさませ」「アルツハイマー病をくい止めろ!」「シリーズ認知症革命　第1回 ついにわかった! 予防への道」など。著書に『認知症は早期発見で予防できる』(文藝春秋)など。

梅原勇樹 (うめはら・ゆうき)

1979年生まれ。2001年、NHK入局。文化・福祉番組部ディレクター。NHKスペシャル「真珠湾の謎」、ETV特集「原発災害の地にて」(共にギャラクシー奨励賞)、取材ディレクターとして「ネットワークでつくる放射能汚染地図」(文化庁芸術祭賞大賞)を担当。そのほか、NHKスペシャル「激動イスラム」「超常現象」などを制作。共著に『超常現象　科学者たちの挑戦』(NHK出版)など。

再構成　山田清機
校閲　猪熊良子
DTP　㈱ノムラ

NHKスペシャル取材班
ストレスが原因の突然死、慢性病、精神疾患が増加を続ける中、
ストレスに苦しむ人たちに有効な対処法を伝えようと
制作チームを立ち上げる。
ストレスがいかにして心と体の病を引き起こすのか、
その謎を究明している現場を徹底的に取材し、
2016年6月、NHKスペシャルシリーズ「キラーストレス」として放送。
ストレスのメカニズムと、誰にでも簡単にでき、
科学的にも効果が実証された最先端の対策法を紹介し、
大きな反響を得た。

NHK出版新書 503

キラーストレス
心と体をどう守るか

2016（平成28）年11月10日 第1刷発行

著者 NHKスペシャル取材班

発行者 小泉公二

発行所 NHK出版
〒150-8081東京都渋谷区宇田川町41-1
電話（0570）002-247（編集）（0570）000-321（注文）
http://www.nhk-book.co.jp（ホームページ）
振替 00110-1-49701

ブックデザイン albireo

印刷 亨有堂印刷所・近代美術

製本 二葉製本

Printed in Japan ISBN978-4-14-088503-1 C0236

NHK出版新書好評既刊

「等身大」で生きる
スケートで学んだチャンスのつかみ方
鈴木明子
病気を乗り越えて2大会連続の冬季五輪出場を果たした鈴木明子が、「チャンスのつかみ方」などスケートで学んだ〝すべて〟を引退後に初めて語る！
475

ルポ 消えた子どもたち
虐待・監禁の深層に迫る
NHKスペシャル「消えた子どもたち」取材班
虐待、貧困等によって監禁や路上・車上生活を余儀なくされた子どもたちが置かれた衝撃の実態が、大規模アンケートと当事者取材で今明らかに。
476

銀河系惑星学の挑戦
地球外生命の可能性をさぐる
松井孝典
宇宙ファンなら知っておくべき、惑星の基礎知識から探査の最前線まで、易しく網羅的に解説する。21世紀の宇宙観が見えてくる一冊。
477

恐怖の哲学
ホラーで人間を読む
戸田山和久
テーマはホラー。感情の哲学から心理学、脳科学まで多様な知を縦横無尽に駆使し、人間存在のフクザツさに迫る。前代未聞の哲学入門！
478

資本主義の極意
明治維新から世界恐慌へ
佐藤 優
テロから金融危機まで。歴史をさかのぼり資本主義の本質を明らかにするとともに、矛盾のなかで生き抜く心構えを説く。新境地を開く書き下ろし。
479

スーパーヒューマン誕生！
人間はSFを超える
稲見昌彦
拡張身体、サイボーグ、分身ロボット——SFは現実となるのか。人間拡張工学を研究する著者が「スーパーヒューマン」の登場を鮮やかに描き出す！
480

NHK出版新書好評既刊

怖いクラシック
中川右介
クラシックの王道は「癒しの音楽」に非ず！ モーツァルトからショスタコーヴィチまで、「恐怖」をキーワードに辿る西洋音楽の二〇〇余年。
481

政治家の見極め方
御厨 貴
なぜ安倍政権の支持率は落ちないのか？ なぜ政治家はケータイにすぐ出るのか？ 18歳選挙権から今夏参院選までも読み解く新感覚の政治入門！
482

恋愛詩集
小池昌代 編著
詩人が古今東西の名詩から39篇を厳選、コメントを付す。切にうたいあげられた愛の言葉が胸に迫る。好評『通勤電車でよむ詩集』の続編。
483

奇妙な菌類
ミクロ世界の生存戦略
白水 貴
本物の花そっくりに化け、アリの身体を乗っ取って操り、罠を使って狩りをする……。キノコとカビの驚きの生態と変幻自在のサバイバル術を大公開！
484

戦後政治を終わらせる
永続敗戦の、その先へ
白井 聡
『永続敗戦論』で一躍脚光を浴びた著書による戦後日本政治論。真の「戦後レジームから脱却」とは何か。戦後政治を乗り越えるための羅針盤！
485

VRビジネスの衝撃
「仮想世界」が巨大マネーを生む
新 清士
ゴーグル型端末で実現するバーチャルリアリティは、ビジネスに何をもたらすのか？ 気鋭のジャーナリストがVRの最前線からレポートする！
486

NHK出版新書好評既刊